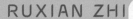

乳腺知识

100 问

万　芸◎主编

长江出版传媒
湖北科学技术出版社

图书在版编目（CIP）数据

乳腺知识100问／万芸主编.—武汉：湖北科学技术
出版社,2024.5

ISBN 978-7-5706-3277-0

Ⅰ.①乳… Ⅱ.①万… Ⅲ.①乳房疾病－防治
Ⅳ.① R655.8

中国国家版本馆 CIP 数据核字（2024）第 103448 号

责任编辑：常　宁
责任校对：李子皓　　　　　　　　　　　　封面设计：张子容

出版发行：湖北科学技术出版社
地　　址：武汉市雄楚大街268号（湖北出版文化城B座13—14层）
电　　话：027-87679468　　　　　　　　　　邮　编：430070

印　　刷：武汉科源印刷设计有限公司　　　　邮　编：430299

880×1230　　　　1/32　　　　　　5.5印张　　　138千字
2024年5月第1版　　　　　　　　2024年5月第1次印刷
定　　价：38.00元

作者简介

万芸，硕士研究生，副主任医师，毕业于中山医科大学。在广东省中医院从事放射诊断工作20多年，拥有扎实的专业知识与丰富的临床工作经验，擅长乳腺疾病、腹部疾病的影像诊断，是广东省中医院乳腺多学科诊疗小组核心成员。兼任广东省医学会放射专业委员会乳腺学组委员、广东省中医药学会乳腺病专业委员会委员、广东省中医药学会乳腺病健康管理委员会委员。积极参与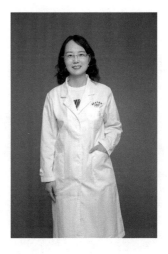学术交流和合作，与国内外的同行建立了广泛的联系。多次受邀参加国内外乳腺疾病领域的学术会议，与专家学者共同探讨乳腺疾病的最新研究进展和诊疗方法。主持省部级课题1项。以第一作者身份发表乳腺疾病相关的SCI、中文核心论文10余篇。

前　言

作为一名具有丰富经验的医生，我深知乳腺健康对女性的重要性。因此，我不仅致力于提供专业的乳腺疾病诊断，还积极投身于乳腺健康知识的普及工作。我深知，科学知识的传播不仅是将专业知识简单地传递给读者，更重要的是要让他们真正理解和接受，从而能够在日常生活中正确应用。

《乳腺知识100问》这本科普作品采用提问、回答的方式，针对读者可能存在的疑惑和误解进行解答，帮助他们建立正确的乳腺健康观念。本书首先介绍了乳腺的基本知识，包括乳腺结构、生长发育及自我检查、定期乳腺检查。其次，详细介绍了乳腺疾病的良恶性分类、病因、症状和诊断方法，包括乳腺X线摄影、乳腺超声和乳腺磁共振等报告的解读。最后，介绍了乳腺癌的相关基因检测、乳腺癌的诊断及治疗方法，包括手术、放疗、化疗和靶向治疗等，还关注乳腺癌患者术后的自身形象困扰、心理困扰。

在乳腺知识普及工作中，我始终遵循科学的原则，确保所传播的信息准确可靠。同时，注重将复杂的医学知识转化为通俗易懂的语言，让每一个读者都能够轻松理解。希望通过本书的出版，使读者对乳腺疾病有更加清晰的认识，开始关注乳腺健康，定期进行自我检查，及时发现并治疗乳腺疾病，不再盲从，也不再因为对疾病的恐惧而做出错误的健康决策。我相信，只要我们共同努力，乳腺疾病就不再是女性的噩梦，而是可以预防和治疗的常见病。

目　录

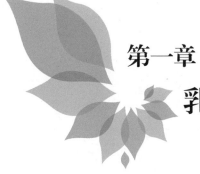

第一章

乳房的生长发育

1 女性乳房的生长发育经历哪几个阶段？

乳房作为女性最为显著的第二性征，是人类繁衍的生命之泉。乳房的生长发育大致经历以下 7 个阶段。

（1）婴幼儿时期的未发育阶段

婴幼儿时期的乳房处于未发育阶段，此时胸部还只有一对小小的乳头。

（2）青春期的萌芽阶段

这是向成熟女性起步的阶段，月经初潮，身体的毛发逐渐萌发，乳头周围的区域开始膨胀变大。

（3）青春期的突出阶段

到了十几岁，胸部的变化越来越明显，乳房持续发育，胸部逐渐呈圆锥形。由于基因与营养水平的不同，有些女生仍然"平平无奇"，有些女生已然"胸有丘壑"。

（4）成年后的坚挺阶段

在这个时期，女性身体状况最理想，所有的生长过程都已经结束了。这个时期乳房基本发育定型，形态也最为美丽，一般不会有乳房下垂的情况。

（5）成为母亲后的完美阶段

女性怀孕后，由于体内分泌大量的雌激素与孕激素，乳腺内导管与腺体细胞增生，乳房随之变大丰满。乳头的颜色会逐渐加深。产后的哺乳期，在催乳素的刺激下，乳房开始分泌乳汁。

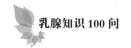

（6）中年的松弛阶段

女性在 35 岁以后，乳房不再像哺乳期时丰满。乳房内组织与表面皮肤开始慢慢松弛，逐渐呈现下垂的趋势。

（7）老年的下垂阶段

50 岁后，全身的组织都开始衰老，大部分女性迎来绝经期。乳腺组织开始退化，乳房松弛下垂，乳房表面的皱纹也增加很多。

② 青春期乳房发育是一个怎样的过程？

乳房发育是女孩青春期开始的标志。了解乳房的发育情况、正常外观和相关的疾病知识，养成健康积极的生活习惯，定期进行乳房自检，及时发现乳房的变化，对女性的乳房健康至关重要。此外，从小具有乳房健康意识，可以使青春期女性的身体满意度提高和自尊心增强。

月经初潮其实是一个后期的青春期现象，在月经初潮前，女性的乳房、阴毛和腋毛等可能已经悄悄发生了变化。在这个过程中，有些女性会因为身体的一些变化，如乳房的长大、疼痛等而慌张。即便上网搜索了，依旧云里雾里，甚至还可能因为这些变化感到害羞，产生自卑的心理，做出一些伤害身体的事情。

（1）青春期乳房发育的 5 个阶段

参考青春期发育的 Tanner 分期，我们将乳房发育分为了 5 个阶段。

◆ 第一阶段

这个阶段在青春期来临之前，仅有乳头的抬高。

◆ **第二阶段**

又称乳房萌出期。此阶段女性的平均年龄为 11.2 岁。乳房和乳头隆起，呈小丘样，乳晕直径增大。

◆ **第三阶段**

此阶段女性的平均年龄为 12.2 岁。乳房和乳晕进一步变大，乳房大小超过乳晕，两者融合突起。乳晕色泽加深，乳晕的轮廓和乳房一致。

◆ **第四阶段**

此阶段女性的平均年龄为 13 岁。乳晕和乳头突出于乳房丘面上，在乳房上形成第二个隆起。

◆ **第五阶段**

乳房成熟阶段，此阶段女性平均年龄在 15 岁以上。乳房更大，仅乳头突出，乳晕退至乳房丘面，形成整体轮廓。

乳房发育一般会持续 3 ～ 5 年，而月经初潮一般会发生在乳房发育的第三阶段或者第四阶段。因此，女性在月经初潮之前，其实已经步入青春期，并且乳房开始发育啦！

乳房发育是女性青春期开始的重要标志，是每个女性的必经之路，不必因此感到害羞。

（2）正确认识乳房发育

当女性感到自己的乳房开始发育时，应注意以下几点。

◆ **含胸驼背要不得**

平时站要站直，坐要坐端。

走路时要抬头挺胸，收腹紧臀。

坐时要尽量保持挺胸端坐，不要含胸驼背。

睡觉时要仰着睡或侧着睡，尽量不要趴着睡。

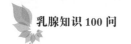

◆ 挑选合适的内衣

内衣的尺寸对于乳房发育很重要，科学地测量，挑选合身、舒适的内衣，不仅有助于乳房的健康发育，还可以建立性别观念和保护隐私。

有些女性乳房发育良好，却刻意含胸驼背，甚至选择小一号的内衣，导致胸闷气短、呼吸不畅。束胸会影响乳房发育及功能，甚至会影响胸廓的发育及功能。

◆ 轻微不适很正常

青春期乳房发育时，女性感到乳房有点痒、轻微疼痛很正常，一定不要用力捏挤或抓挠。

◆ 日常营养要保障

女性不应为了追求曲线美而盲目节食、偏食，要做到均衡饮食，摄入适量的蛋白质、碳水化合物和脂肪。这能增加乳房的脂肪量，让乳房健康发育。

◆ 适度的体育锻炼

适度的体育锻炼，如扩胸运动或健美操等，有助于胸肌的发育及乳房塑形。

3　8岁女孩胸部有硬块，是提早发育吗?

8岁的小佳在1个多月前发现自己胸部有硬块，龙眼大小，因为害羞没跟妈妈说，直到最近硬块总是痛，才告诉妈妈。小佳妈妈看后着急了，认为是提早发育(即性早熟)，赶紧带小佳看医生。

医生详细询问了病史，结合相关检查，告诉小佳妈妈，这是儿童单纯乳房发育，在中医上属于肾系病，阴虚火旺证。医生说这种乳房发育现象并不都是性早熟，需要进一步完善检查，而且小佳这种情况发现得早，可予以滋阴降火、健脾补肾治疗，不必太过担心。同时，医生了解到小佳特别爱吃肉和零食。她几乎每餐都要吃肉，尤其炸鸡，不爱吃主食和水果、蔬菜。饿了就吃零食，特别是精加工、口味较重的零食。

（1）什么是儿童单纯乳房发育？它和性早熟有什么关系？

儿童可能会出现一侧或双侧胸部增大，表现为小结节，可能伴有触痛。虽然胸部略微增大，但乳晕、乳头正常，无其他第二性征发育现象，并且小结节的直径不超过 5cm，这种乳房发育现象并不都是性早熟。

临床上儿童乳房发育分为 2 种。

◆ **真性性早熟**

一般认为女童 8 岁以前，第二性征发育完善或部分器官发育完善，如有明显的乳房发育、外阴发育良好、阴毛或腋毛出现、骨龄成熟、体重不断增加、10 岁前月经来潮，称为性早熟。

◆ **假性性早熟**

绝大多数女童仅表现为乳房发育，无骨龄成熟等，称为儿童单纯乳房发育，是一种自限性的疾病。

男童也会出现这样的情况，称为儿童期特发性男性乳腺发育。男童出现单侧或双侧乳房明显发育。体检时乳头周围可触及盘状硬性结节或增生肿大的乳腺组织。超声检查可证实增生肿大的乳腺组织存在，基本病理改变是乳腺腺管和基质的增生。

本病的基本病因是儿童乳腺发育有关的激素失衡。而随着生长发育的成熟，激素会逐渐平衡，因此本病有一定的自限性。除非乳腺体积较大，一般不需手术切除。

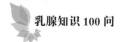

（2）预防性早熟，注意以下6点

◆ 避免富营养化，加强运动

营养过剩是儿童性早熟的重要原因之一。饮食要规律，饮食结构上要荤素合理搭配、营养均衡。家长要注意避免儿童摄入过多"促早熟"的肉类和反季节的蔬菜、水果等，减少摄入甜食、油炸食品和膨化食品等高热量、高脂肪食物，避免营养过剩、脂肪细胞增生，从而性腺成熟。儿童增加运动量，增加户外运动的时间。

◆ 不要盲目给儿童进食一些补品或保健品

如蜂王浆、蛋白粉、虫草、人参等，或所谓能"增加身高""增进智力"的补品或保健品。有些补品或保健品中可能含有激素类物质，这些激素类物质会增加性早熟的风险，儿童不宜食用。

◆ 妥善保管药品和化妆品

临床上，一些假性性早熟是误服了避孕药引起的。因此一方面家里的避孕药要妥善保管，杜绝儿童误服的可能；另一方面，要教育儿童不能随便乱服药。

儿童皮脂腺尚未成熟，皮脂分泌量少，皮肤的屏障防御功能较弱，而成人化妆品中含有各种化学成分，这些物质极易进入儿童体内。家长应妥善保管药品和化妆品。

◆ 尽量避免使用塑料制品

塑料制品经过分解会产生类似雌激素样的活性物质，在高温条件下易进入食物，通过食入或皮肤接触，导致儿童性早熟。

◆ 睡觉尽量不开灯

光照过度是诱发儿童性早熟的重要原因之一，光线会影响大脑中的内分泌器官松果体的正常工作，会减少松果体分泌的褪黑激素，引起睡眠紊乱，导致卵泡刺激素提前分泌，从而导致性早熟。儿童夜间睡觉时，如果没有特殊情况，最好不要开灯，且尽可能保持充足的睡眠。

◆ 减少不良心理刺激

日常生活中，避免儿童接触超越其心理年龄的事物，避免过早、过多接触与性有关的不良信息。家长选择对儿童有教育意义的、无不良导向的动画片和书籍等。家庭中父母关系也会对儿童的性早熟造成一定的影响，这主要是由于不良的父母关系会增加儿童的心理压力，引起性早熟。所以家庭生活中，和睦的家庭关系有利于儿童成长。

4 乳房大小是什么决定的?

乳腺组织被脂肪包裹，可以这样说，脂肪多，乳房看起来就大一些；脂肪少，乳房看起来就小一点。

乳房在青春期开始发育，此时雌激素分泌旺盛。为什么有的人乳房更丰满？乳房大小主要受以下几种因素影响。

◆ 激素

乳房发育受垂体前叶和卵巢分泌的激素影响。垂体前叶产生催乳素，直接影响乳房发育；卵巢产生雌激素、孕激素，促进乳房发育。

◆ 饮食

青春期乳房发育和饮食习惯有关系，蛋白质含量高的食物可促进发育。而青春期后，饮食对乳房大小的影响便微乎其微。

◆ 遗传

一般来说，母亲乳房小，女儿的乳房也不丰满。

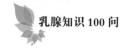

◆ **体形**

肥胖的人因脂肪多，乳房充实突出；消瘦的人脂肪少，乳房就显得小而平坦。

◆ **孕期和哺乳期**

在孕期和哺乳期，受到体内高水平雌激素、孕激素的影响，乳房会二次发育，所以一些女性生育后会比之前更丰满。

（1）所谓的丰胸食物有用吗？

不少女性追求丰满，通过各种办法丰胸。所谓的丰胸食物有用吗？

丰胸食物没效果。

◆ **木瓜**

据传木瓜中的木瓜酶能刺激雌激素分泌，有助丰胸。实际上，木瓜生吃时，木瓜酶会被胃蛋白酶分解；热加工时，木瓜酶受热会失去活性。

◆ **雪蛤**

雪蛤中雌激素含量很少。有研究显示，雪蛤的雌二醇含量比蛋黄、猪肉、鱼肉等高不了多少。

◆ **蜂王浆**

蜂王浆中虽然有雌激素，但含量太少，不足以对人体生理造成影响。

◆ **豆浆**

大豆异黄酮的类雌激素作用主要对绝经前后雌激素分泌不足的人群有效。如果你本身雌激素水平高，大豆异黄酮反而会与雌激素竞争。

鹌鹑蛋、猪蹄、鸡爪、椰子汁等也不能丰胸。

（2）乳房大的人更容易患乳腺癌吗？

乳房大小主要与脂肪有关，而绝大部分乳腺癌发生在乳腺导管系统，脂肪组织是不会发生癌变的。

因此，乳房的大小并不影响患乳腺癌的风险。而如果具备了其他高危因素，不论乳房大还是乳房小，都有可能患乳腺癌。

⑤ 乳房一侧大、一侧小，正常吗？

一些女性发现自己两侧乳房的大小不一样，这正常吗？

（1）两侧乳房大小不一样是什么原因造成的？

◆ 先天因素

在胚胎发育过程中，如果一侧乳房始基发育异常，那么在青春期乳房发育完全后，两侧乳房就会明显不对称，发育不良的一侧会显著小于健侧。一般来讲，这种情况不会影响生育、哺乳，但失去了女性特有的曲线美。因此，可在青春期乳房发育完全后，择期行假体植入术，使原本扁平的一侧乳房与健侧一样丰满，恢复女性的风采。

◆ 运动因素

两侧乳房大小不等与运动习惯、运动姿势、运动量等有关。如有的人在运动中使用某一侧的手臂较多，这一侧的胸肌就发达，就使两侧乳房的外观不一样。

◆ 文胸穿戴不合适

女性在青春期发育过程中，如果穿戴不适合自己的文胸，会引发两侧乳房发育不均衡的情况。

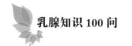

◆ 后天哺乳

通常发生于经产妇。在哺乳时，有的母亲习惯某一侧授乳，两侧乳房授乳机会不均等，在断乳后，授乳多的一侧较对侧更易萎缩退化而变小。这种情况一般无不适感，也不会影响生活。可锻炼小的一侧的胸肌。

当然，如果在哺乳时，注意两侧乳房交替授乳，可以避免此种情况的发生。

（2）两侧乳房大小不一样，正常吗？

如果这种现象不是新近发生的，并且从无不适感，那么这是正常现象，不必为此不安。就像人的其他对称性器官也不是完全对称一样，两侧乳房稍有大小、形态的不一致，是常常可以见到的，并无大碍。

一般来说，女性的乳房在青春期开始发育，而且两侧同时发育。但有些人会一侧乳房发育早于另一侧，看起来一大一小，这通常是因为其中一侧乳房对体内雌激素、孕激素敏感性较高，因此生长较快。随着身体发育逐渐成熟，一般两侧乳房会趋于一致，很难完全一致，一般是左侧大于右侧。不过，并不明显，不容易发现。

如果以往两侧乳房大小是一致的，但近期发生了改变，如一侧乳房增大，或一侧乳房皮肤发生改变（如出现小凹陷），或一侧乳头回缩、抬高，伴有疼痛、发痒、乳头溢液等，很可能是发生了病理改变，需要及时到医院进行检查。

6 女性文胸的罩杯是怎样分级的?

(1)罩杯是什么意思?

罩杯是个外来词汇,是英文 cup 的中文名称。通俗讲就是文胸大小,一般用女性乳房胸上围和胸下围的差值来衡量。

正规厂家生产的文胸尺寸都是标准的,现在比较多见的是前面是一个两位的数字,表示胸下围尺寸(单位为 cm),后面跟着一个字母,表示罩杯尺寸。

举例而言:文胸上标注的 70B,表示胸下围尺寸是 70cm 左右,胸上围和胸下围的差值大约为 12.5cm。

(2)胸围怎么测量?

胸上围:身体站直,上身微微向前倾 45°,用软尺围绕胸部最高点一周,这就是胸上围的大小。乳房下垂者,应当将乳房适当托高到正常位置测量。

胸下围:身体站直,软尺围绕胸部底一周,这就是胸下围的大小。

胸上围和胸下围的差值越大,乳房就越大。

用文胸的罩杯来衡量乳房大小是比较科学的,既能直观反映乳房大小,又能标示乳房的具体尺寸,因此国际上普遍采用。

(3)文胸的罩杯如何分级?

一般用英文字母 A ～ F 来表示,从 A 开始按照字母顺序逐渐递增,每级增加 2.5cm。

罩杯分级与胸上围、胸下围差值的对应关系见表 1–1。

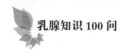

表1-1　A～F罩杯分级表

胸下围 /cm	分级（上下胸围差值 /cm）					
	A（7.5～10）	B（10～12.5）	C（12.5～15）	D（15～17.5）	E（17.5～20）	F（20～22.5）
67.5～72.5	70A	70B	70C	70D	70E	70F
72.5～77.5	75A	75B	75C	75D	75E	75F
77.5～82.5	80A	80B	80C	80D	80E	80F
82.5～87.5	85A	85B	85C	85D	85E	85F
87.5～92.5	90A	90B	90C	90D	90E	90F

 7　如何选择合适的文胸？

按照自己的胸部特征选择合适的文胸。

（1）胸部扁平、外散型

胸部扁平、扩散者除天生外，有些是因为长时间不穿文胸造成的；有些是因为没有选对文胸，致使胸部无法集中，造成外扩。因此，应选用集中型的文胸，也就是 3 / 4 罩杯的文胸，它能使胸部集中。

（2）胸部下垂型

胸部下垂者想恢复胸部原有的形态，应选择比平时大一号的文胸，并尽量使用有钢圈和侧部加强功能的全罩杯文胸，由下往上地支撑，将下垂的胸部托起来。

（3）胸部娇小型

胸部娇小者可以用功能类文胸改善外观，可穿戴略大一点的文胸，让胸部血供丰富。

（4）胸部丰满型

胸部丰满者宜选择轻薄面料的文胸。

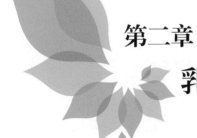

第二章

乳房良性疾病

什么是副乳？哺乳时副乳会有乳汁流出吗？

王女士到乳腺门诊就诊，苦恼地说，怀孕前，腋下就有"两坨肉"，不敢穿无袖衣服。怀孕时，胸围大了一圈，同时腋下的两坨肉也变大了。让她更苦恼的是，生产后哺乳时，腋下也会有少量乳汁流出，常常弄湿衣服，非常尴尬，令人苦恼。这种情况是因为王女士长了副乳。

副乳分两种，一种是先天性的，另一种是后天形成的。严格地说，后天形成的副乳并不是临床意义上的副乳，所以又称假性副乳。

（1）先天性副乳

胚胎发育时，人类有 6～8 对乳腺脊丘形成，这和哺乳动物是一样的。但人类除胸前的 1 对乳腺脊丘保留并继续发育外，其余的均会退化、消失。如果有一对或几对未消失，就会在出生后发育成多余的乳房或乳头，即先天性副乳，见于 2%～6% 的人群。绝大多数先天性副乳发生在腋前或腋下，其他地方也可能会有，见图 2-1、图 2-2。

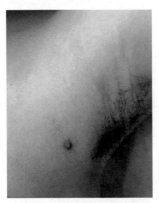

图 2-1 左侧腋前完全性副乳

注：左侧腋前一黄豆大的棕褐色结节，边界清楚。

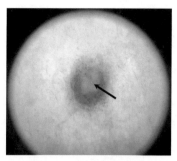

图 2-2　副乳患者皮肤

注：半球形结节，中央可见导管样开口（黑色箭头所示）。

先天性副乳分为完全性副乳和不完全性副乳。

◆ **完全性副乳**

既有乳头又有乳腺组织，随月经周期变化而肿胀、疼痛，月经期后肿胀、疼痛消失。妊娠期发育增大，哺乳期可有乳汁自副乳头处流出，断奶后副乳萎缩。

◆ **不完全性副乳**

仅有乳晕或乳头；也可能仅有发育不完全的乳腺组织，没有乳头、乳晕、导管系统，平时没有特殊表现，很容易被忽视。

除了影响美观外，具有正常乳腺组织的先天性副乳有增生、炎症、癌变等可能。

（2）妊娠对副乳有什么影响？

如果副乳有乳腺组织，在妊娠期，随着孕激素水平升高，副乳中的乳腺组织会增大，而且有些没有发育出乳头的副乳会在妊娠期发育出来。有乳头、乳腺组织的完全性副乳在哺乳期会产生乳汁，这就是王女士遇到的问题。

（3）后天性副乳

后天性副乳是各种原因导致脂肪移位、堆积在腋前区形成的，并非严格意义上的乳房结构，它不具有腺体组织与导管系统，只有脂肪组织，所以也叫假性副乳。先天性副乳比较少见，假性副乳是大多数人存在的。

（4）后天性副乳是怎样形成的？

最常见的原因是肥胖。

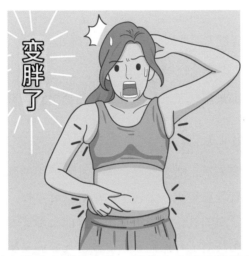

还可能因为没选合适的文胸，罩杯太小导致脂肪移位、堆积在腋前区。

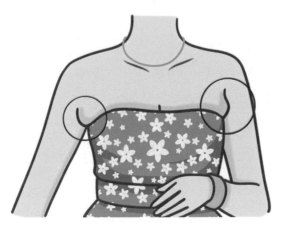

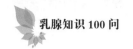

女性在妊娠期、哺乳期激素变化明显，可导致乳腺组织、脂肪增多，血供丰富，同时乳房的代谢产物增加，腋下淋巴循环不畅，种种原因导致假性副乳。

9 有了副乳，该怎么办?

首先应分清是先天性副乳还是后天性副乳。

（1）如何处理先天性副乳?

首先要确定是不是先天性副乳，做B超检查，看看有没有残留的乳腺组织。

先天性副乳一般比较少见，大多数无明显症状，小部分患者可出现经期胀痛等不适，哺乳期有乳头和乳腺组织的副乳会出现泌乳的情况。对于有乳腺组织、无乳头的副乳，要重视。因为没有输乳管或者乳头，分泌的乳汁没办法排出，可能会形成囊肿，长期淤积会诱发癌变。尤其对于有癌症家族史或有乳腺癌易感因素的人，建议尽早切除。

而对于没有临床症状、比较小的副乳，切不切除都可以。但要注意患各种乳腺疾病（包括肿瘤）的可能，需要定期检查。

如果副乳较大，影响日常生活，或出现明显胀痛、泌乳等症状，并且短期内副乳明显增大，出现边界不清的较硬肿块，建议手术切除。这个手术很简单，一般需要半小时，切口也不大。

（2）如何处理后天性副乳?

后天性副乳比较常见，且可逆，改善生活习惯，就可以慢慢解决这个问题。

◆ **选择合适的内衣**

女性不要为了追求胸部饱满，而选用小罩杯聚拢的内衣，长期穿这种内衣容易形成假性副乳。因此，选择正确的尺码，避免胸部挤压和外扩极为重要。也可以有针对性地选择侧边加宽、有效包裹腋下赘肉的内衣。

◆ **减脂健身**

如果是肥胖导致的副乳，那毫无疑问要减肥，同时可以配合一些改善副乳的健身动作。每个人副乳形成的时间长短和内在组织不同，锻炼强度也不同，效果自然因人而异。常见的夹胸、卧推、俯卧撑、哑铃飞鸟、哑铃直臂后伸等动作对改善假性副乳效果不错。

10 月经期前乳房胀痛，这正常吗？

月经期前 1 周左右，不少女性的乳房又胀又痛。在月经期后，又会慢慢消失。这种情况正常吗？是什么原因造成的呢？

月经期前乳房胀痛的原因可能是激素水平的周期性变化。正常的月经周期为 28 天左右。月经第 1 天至第 14 天为卵泡生长期（卵泡期），第 14 天排卵，排卵后为黄体期。雌激素主要由卵巢的卵泡分泌，卵泡越成熟，雌激素水平越高，卵泡排出前，雌激素水平达到高峰。在黄体中期雌激素也会迎来一个小高峰，此时的雌激素由黄体分泌。孕激素由卵巢的黄体分泌，在黄体中期达到高峰。

乳腺组织内分泌乳汁的细胞叫作腺泡细胞，若干个腺泡细胞形成腺泡，分泌的乳汁通过终末导管运输。终末导管和腺泡一起，构成乳腺小叶。数十个乳腺小叶组成腺叶，而终末导管最终汇聚为输乳管通向乳头。月经周期内雌激素、孕激素水平呈周期性的变化。

卵泡期雌激素水平逐渐上升，促使乳腺导管伸展、导管上皮细胞及腺泡细胞增生，乳腺小叶内血管扩张，组织充血和水肿。排卵后进入黄体期，孕激素、催乳素水平逐渐升高，乳腺小叶内腺泡细胞体积变大、增生，有少量分泌现象，乳腺进一步充血，月经期前3～4天最为明显，此时双乳有胀痛感。月经期，雌激素、孕激素水平迅速降低，乳腺导管上皮细胞及腺泡细胞萎缩，乳腺小叶内组织充血和水肿消退，乳房胀痛感部分或完全缓解。

11 有什么方法能减轻月经期前的乳房胀痛？

下面为大家介绍4种方法。

（1）低脂饮食

有研究表明，高脂饮食可能会提高乳腺组织对雌激素、孕激素的敏感性，控制脂肪的摄入可能会改善月经期前乳房胀痛。

（2）控制咖啡因的摄入

虽然还需要更多的研究，但一些人发现减少咖啡因的摄入能改善乳房胀痛和其他月经期前症状。

（3）控制钠盐的摄入

控制钠盐的摄入或许能一定程度缓解月经期前乳房胀痛，以下是几种常见的高盐食物。

西式快餐类：西式快餐中的汉堡、薯条、炸鸡等含盐量都很高。

烟熏类：熏肉、腊肉等都属于高盐食物。

方便食品类：各种方便面、自热火锅、酸辣粉、螺蛳粉等。

罐头类：加工成罐头的肉、鱼、蔬菜、水果等，为了延长保质期，含盐量、含糖量均极高。

卤制品：卤鸭货、烧鸡、卤制的蔬菜等。

调味品：番茄酱、蛋黄酱、沙拉酱、酱油、豆瓣酱等。

干制海产品：虾皮、海带、紫菜等海产品含盐量较高。

（4）服用止痛药

非甾体消炎药（如对乙酰氨基酚、布洛芬、双氯芬酸钠等）能减轻疼痛，但一定要仔细阅读药品说明书，且不要混合服用，更不要长期服用。

对于严重的周期性乳房胀痛，建议去乳腺外科门诊或妇科内分泌门诊就诊。

12 什么是乳腺增生？

乳腺增生较为常见，目前学术界大多数人认为乳腺增生不是一种疾病，而是一组症状。既然不是疾病，就没有十分明确的病因。从病理学角度看，乳腺增生可能与乳腺小叶组织在雌激素、孕激素反复作用下的增生过度和复旧不全有关。

乳腺在相关激素的作用下，随着月经周期的变化，会有增生和复旧的改变。这些激素中，最重要的就是雌激素和孕激素。在一个月经周期中，雌激素、孕激素会有高峰和低谷，在高峰期促进子宫内膜增厚和乳腺组织增生；在低谷期，增厚的子宫内膜脱落，月经来潮，增生的乳腺组织消退，医学上称为复旧。可见，乳腺增生本身是一个正常的、生理性的过程。部分女性在月经期前可能出现乳房胀痛，这是乳腺组织增生的正常反应。当内分泌代谢失衡时，可能出现乳腺组织增生过度和复旧不全，增生的乳腺组织不能完全消退，就形成乳腺增生。

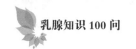

中医将乳腺增生称为乳癖。乳癖由肝气不舒、郁结而成。经常生闷气易导致肝气不舒，郁结在胸，气滞血瘀，从而乳腺增生。

乳腺增生的典型表现有乳房疼痛和肿块，少数人可出现乳头溢液等不典型症状。

不同年龄女性的乳腺增生症状不同。如未婚、已婚未育或者尚未哺乳的年轻女性，以乳房胀痛为主，一般双侧都有胀痛感，大多会有一侧偏重。这种胀痛会随着月经周期变化。在月经期前乳房胀痛明显，月经期后逐渐减轻，甚至消失，下次月经期前再度出现。整个乳房有弥散性结节感，伴有触痛。

35 岁以后女性的主要症状是乳房肿块。肿块部位疼痛和触痛较轻，且与月经周期无关。用手触摸乳房时可能会摸到大小不等、扁圆形或不规则形、质地柔韧的结节，边界可能摸不清楚，与皮肤及深部组织无粘连，可被推动。

45 岁以后女性常表现为单个或多个散在的乳房囊性肿物，边界清楚，多伴有疼痛、胀痛或烧灼感。绝经后乳房腺体萎缩，囊性病变更为突出。少数患者伴有乳头溢液。另外，可能同时存在性激素失衡的表现，如急躁、容易生气、月经不规律、常出虚汗等。

13 乳腺增生是否需要服药治疗？如何预防乳腺增生？

（1）乳腺增生是否需要服药治疗？

如果症状比较轻微或者曾自行缓解，可以选择观察疗法，即通过积极的情绪管理，减轻思想负担和精神压力，无须用药也会很快自行好转。

如果症状比较明显，如夜间疼醒、反复发作，影响了工作生活，伴失眠易怒、月经不调等表现，可以尝试药物干预，如他莫昔芬。

一般情况下，单纯的乳腺增生是不需要手术治疗的。如果乳腺增生的同时，伴有良性的小结节，则需要根据结节的性质、大小和变化趋势，决定手术、微创旋切、开放活检等具体方式。对于乳腺增生来说，准确地识别和诊断比治疗本身更有意义。

（2）如何预防乳腺增生？

乳腺疾病的一些危险因素是与生俱来或难以改变的，如性别、种族、年龄、基因等。不过，生活方式的改变能使大家获益。

◆ **调节情绪，放松心情，避免过度焦虑，培养达观的心态**

焦虑抑郁情绪和过大的压力容易导致内分泌紊乱，增加乳腺疾病的发病风险。

◆ **避免高脂饮食，饮食结构合理，运动规律**

尤其对于儿童期和青春期的女性，高脂饮食易使人肥胖，月经初潮提前，增加乳腺疾病的发病风险。

日常饮食中应该保证合理的饮食结构，多吃水果或蔬菜，保证充足的维生素 A、维生素 C、维生素 E 和膳食纤维摄入，减少咖啡因等摄入，有利于减少乳腺疾病的发生。

◆ **积极治疗某些与月经相关的妇科疾病**

平缓体内雌激素、孕激素的无序波动。

◆ **规律自检和体检，积极完成两癌筛查**

关爱自身乳房健康，真正减少乳腺疾病发生的风险。

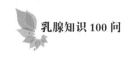

14 你知道乳房按摩吗?

近年来,乳腺疾病的患病率升高。某些美容机构推出了乳房按摩项目。一些美容师会和你说:"乳房痛不痛,痛就是不通,通则不痛嘛!这种情况做个淋巴排毒、乳房按摩就能好。"

实际上,所谓的"淋巴排毒""疏通淋巴"都是商家制造的噱头,目的就是吸引消费者消费,按摩淋巴不仅无法排毒,还有很大可能损伤淋巴功能,对身体造成伤害。

关于乳房按摩的事情,我们来说道说道。

(1)乳房按摩可以丰胸吗?

所谓的"按摩丰胸",宣传点主要有2个,一是按摩能促进乳腺组织的发育,二是按摩可以将其他位置的脂肪转移到乳房。听起来似乎有点道理,实际上不过是人们的一厢情愿。人的乳房主要由腺体组织和脂肪构成。

青春期女性的第二性征会逐渐明显,遗传物质、营养、激素是影响这一时期乳房发育的主要因素,乳房在这一时期会基本定型。乳房按摩并不能起到再次促进腺体组织发育的作用。

按摩是否能转移脂肪呢?人体不是橡皮泥,不能搓一搓、揉一揉就变形,脂肪转移只能通过手术进行,也就是我们常说的脂肪填充。"把脂肪通过按摩转移到胸部"都是骗人的,没有例外。

(2)乳房按摩可以预防乳房下垂吗?

乳房下垂主要由2个原因造成:内部衰老和重力作用。鼓吹按摩预防乳房下垂的美容机构,无非有以下几种说法:促进血液循环、加强代谢、按摩塑形……事实上,没有一种说法能够站住脚。重力谁都对抗不了,乳房也不例外,乳房越大,受重力的影响越大。除

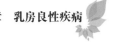

此之外，韧带松弛、肥胖、过度减肥等使得乳房的脂肪组织与皮肤松弛，也是乳房下垂的重要因素。

大家仔细想一想，揉一揉松弛的皮肤就能变紧致吗？显然是不可能的。

（3）乳房按摩可以防治乳腺癌吗？

一些无良商家鼓吹乳房按摩可以治疗乳腺增生，从而预防乳腺癌。前文已讲乳腺增生可能与内分泌系统疾病有关。绝大多数的乳腺增生是生理现象。

如果出现长期、严重的乳房疼痛或肿块，唯一的方法是及时看医生，不要寄希望于通过按摩让疼痛或肿块消失。不科学的暴力按摩只会让本身存在的乳房问题加重，甚至造成乳腺癌转移。

15 乳腺纤维腺瘤是不是癌？需要手术切除吗？

王小姐今年 20 岁，洗澡的时候，发现左侧乳房有个小结节，花生米大小，按一下就滑走了。她到医院乳腺门诊就诊，医生初步诊断乳腺纤维腺瘤，超声检查结果为左乳腺纤维腺瘤。

（1）什么是乳腺纤维腺瘤？

乳腺纤维腺瘤是最常见的乳房良性肿瘤，它起源于乳腺上皮和纤维组织。发病高峰在 15 ~ 35 岁，单发和多发均有可能，多数缓慢增大或无变化，少数可自然消退，少数迅速增大。

（2）乳腺纤维腺瘤是怎么产生的？

发病与雌激素关系密切。目前认为部分年轻女性的雌激素水平相对或绝对升高，乳腺小叶与间质对雌激素产生过度反应。动物实验亦证实大量的雌激素可以诱发乳腺纤维腺瘤。其他因素如高脂、

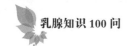

高糖饮食可使类固醇在肠道内转化为雌激素，进而提高体内雌激素的水平，这也是一种诱发因素。现在有研究认为乳腺纤维腺瘤有遗传倾向。

（3）乳腺纤维腺瘤会不会癌变？

乳腺纤维腺瘤中的上皮成分癌变风险较低，癌变率为 0.12% ～ 0.30%，且即使癌变，多为小叶原位癌。经手术切除后病理学检查确诊的乳腺纤维腺瘤患者患乳腺癌的风险较普通女性略增高（1.48 ～ 1.70 倍）。有非典型增生、一级亲属乳腺癌家族史、复杂乳腺纤维腺瘤患者，患乳腺癌风险高于普通乳腺纤维腺瘤患者。因此，建议此类高危乳腺纤维腺瘤患者术后定期检查。

（4）得了乳腺纤维腺瘤，需要手术切除吗？

乳腺纤维腺瘤癌变率低。很多乳腺纤维腺瘤都是体检做 B 超检查时发现的，常常只有几毫米，再加上年轻女性乳房组织比较致密，根本摸不出来。乳腺纤维腺瘤多数生长缓慢，对于年轻（35 岁以下）患者，尤其是 25 岁以下患者，采用随访观察法时乳腺癌的漏诊率极低。推荐的观察频率为每 6 个月 1 次，推荐的检查方法为触诊结合超声。

在随访过程中发现肿块生长迅速时，建议结束随访，接受外科手术。

生长迅速的标准为（满足下列 1 项）：

● 在随访过程中发现肿块生长迅速，6 个月内肿块最大径增加 ≥ 20%。

● < 50 岁的患者肿块最大径每个月增加 ≥ 16%。

● ≥ 50 岁患者肿块最大径每个月增加 ≥ 13%。

随访过程中乳腺影像报告和数据系统（Breast Imaging Reporting

and Data System，BI-RADS）分类升高。

具体到王小姐，是否需要手术切除？王小姐的乳腺纤维腺瘤为花生米大小，王小姐可以根据个人意愿，选择是否手术。

（5）如果选择手术切除，可以采用哪种手术方式？

随着外科治疗理念的更新和医疗技术的发展，乳腺纤维腺瘤的手术方式日益多样化，目前临床上常见的手术方式包括开放手术和微创手术。

传统开放手术可完整切除肿块，但切口处瘢痕、乳房局部凹陷、乳腺导管系统受损等可能影响哺乳。

与传统开放手术相比，微创治疗不仅可以取得与开放手术相似的疗效，还在保留乳房外观上独具优势。对于＜3cm的乳腺纤维腺瘤，采用微创治疗，常见方式为射频或微波消融治疗。

射频或微波消融治疗乳腺纤维腺瘤的适应证：

● 有明确手术指征。

● 穿刺活检提示无癌变。

● ＜3cm，考虑到体积越大消融所需的能量越大，易出现皮肤烧伤等并发症，且消融后的残留吸收较差，不易完全消融，因此专家不推荐对＞3cm的乳腺纤维腺瘤进行消融处理。

● 专家认为患者年轻且有哺乳需求，肿块位于中央区，距离胸大肌或皮肤＜0.5cm且无粘连，可参加严格设计的消融治疗临床研究。

微波或射频消融治疗乳腺纤维腺瘤的禁忌证：一般手术禁忌证及乳腺内假体植入。一般手术禁忌证包括：严重出血倾向，处于月经期、妊娠期、哺乳期，严重的糖尿病、高血压及心肺功能障碍，有急性或活动性传染病等。

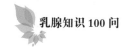

（6）乳腺纤维腺瘤手术时机如何选择?

● 诊断基本明确的未婚女性，可在严密随访下，根据个人意愿择期手术切除。

● 对于有生育意愿的患者，多建议在妊娠前手术切除。乳腺纤维腺瘤和雌激素关系密切，而妊娠期雌激素、孕激素、催乳素等会明显增加，很多患者会出现乳腺纤维腺瘤增大。甚至有妊娠期乳腺纤维腺瘤肉瘤变的报道。

● 妊娠后发现者，宜在妊娠第 4 ～ 6 个月手术切除。

● 无妊娠、哺乳、外伤等促使肿块生长的情况时，如肿块短期内突然生长加快，应及时手术。

● 手术时间最好避开月经前期及月经期。

16 乳腺囊肿需要手术切除吗?

乳腺囊肿是因为乳腺导管上皮发生了一些分泌性的变化，导管内液体充盈而形成圆形或卵圆形的肿块。它和人体其他部位或者器官上的囊肿一样，都是由一层比较薄的囊壁包裹液体构成的。这些液体可能是囊壁上的细胞分泌的，也可能是乳汁潴留形成的，也有可能是炎症导致的。研究表明，乳腺囊肿的好发年龄为 35 ～ 50 岁，可以长一个，也可以长几个，甚至十几个，可能两侧都长，也可能只长一侧。它没有传染性，也不会遗传，但有可能会复发。

（1）诊断乳腺囊肿需要做什么检查?

从体表的触感上来说，乳腺囊肿和乳腺纤维腺瘤是差不多的，所以很难通过手的触感来分辨乳腺结节的性质。一般建议通过乳腺 B 超检查判断。

（2）怎样治疗乳腺囊肿？

乳腺囊肿一般不需要治疗，不大的囊肿对人体健康没有什么危害，定期复查即可。按摩等保守治疗的方法对囊肿的消除没有帮助。

如果囊肿比较大（＞3cm），可以考虑细针穿刺抽吸囊液，观察抽出的液体颜色，如果为血性液体，患者需要进一步检查；如果抽出的是黄色清亮的液体，单纯囊肿的可能性大。抽出的液体需要送病理科做细胞学检查。

（3）乳腺囊肿会癌变吗？

临床研究提示单纯囊肿的癌变风险和正常人群一样。如果囊肿里面除了液体成分，还有固体成分，就需要留意了。这种囊肿也被称为囊实性结节或混合性囊肿。针对这一类囊肿，需要细针穿刺并做细胞学检查，明确固体成分的性质。

17 什么是乳头溢液？什么样的乳头溢液需要高度重视？

当乳头无明显诱因而有液体流出；时常发现内衣上有液体浸渍的痕迹；挤压乳房，有液体从乳头流出时，说明存在乳头溢液的问题。乳头溢液是乳腺疾病的常见症状，可分为生理性溢液及病理性溢液。

对于乳头溢液，关注的重点包括：颜色、黏稠度、位置、伴发征象。

● 颜色：褐色、红色、酱油色、黄色等。

● 黏稠度：清水样、乳汁样、浆液性、粉刺黏稠样、血性等。

● 位置：一个孔或多个孔溢液、单侧或双侧溢液等。

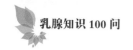

● 伴发征象：伴发乳房肿块、乳房或乳头红肿、乳头或乳房溃烂。

（1）什么是生理性溢液？

◆ 妊娠期

部分女性在妊娠期可能出现血性乳头溢液，是由于乳房增大速度过快导致乳腺导管轻微损伤，多表现为单侧多孔溢液，大多数情况下可以自愈。若为单孔溢液，伴有肿块，则需进一步检查。

◆ 哺乳期

分泌乳汁是哺乳期的正常现象，与哺乳期雌激素、孕激素、催乳素有关。停止哺乳以后，乳汁样溢液可能长时间存在，甚至长达2年，往往表现为双侧多孔溢液，较乳汁稀薄。患者无须担心，不要反复挤压刺激乳头。

◆ 月经期

月经期激素水平波动也可能引起乳头溢液，多为稀薄的乳汁样溢液，往往可以自愈，无须担心。

（2）什么是病理性溢液？

是指非生理情况下的溢液，多由乳腺导管上皮病变导致。

多为单侧、单孔、血性或浆液性、黄色或褐色或无色的乳头溢液，可伴有肿块。

（3）常见的几种乳头溢液的性状

◆ 血性溢液

这种情况要积极处理，多为导管内乳头状瘤或者乳腺癌引起，这是需要手术治疗的。

◆ 清水样溢液

多数情况下是生理性的，可能是乳腺增生的表现。但是也有乳腺癌患者出现清水样溢液。

◆ **黄色浆液性溢液**

是最常见的一种溢液，可能是多种乳腺疾病（特别是乳腺增生）的表现，也可能是导管内乳头状瘤或乳腺癌的表现。

◆ **咖啡色溢液**

多见于导管内乳头状瘤或乳腺癌，尤其是前者，需要进一步检查。

◆ **乳汁样溢液**

一般不需要特殊处理。如果是多孔溢乳，多是哺乳期、哺乳期后、流产后等的生理情况。也可能由于服用药物，如以吗丁啉为代表的胃药、以利血平为代表的降压药、以氯丙嗪为代表的精神科药物等。当然也有病理情况，如高催乳素血症、垂体微腺瘤。

◆ **脓性溢液**

临床上不多见，一般见于导管扩张症（浆细胞性乳腺炎）的患者，不管是否发热，这种情况要积极处理。

18 乳腺导管内乳头状瘤是什么？

乳腺导管内乳头状瘤又称大导管乳头状瘤、囊内乳头状瘤等，是指发生在导管上皮的良性肿瘤，为女性常见的乳腺良性肿瘤，具有一定的癌变率，其发病率仅次于乳腺纤维腺瘤和乳腺癌，多见于40～50岁女性。

中医称为"乳衄"，认为乳头为肝经所系，脾虚失摄，肝气郁结，淤血阻络则局部肿硬；郁久化热，热分血络则乳头溢血。

乳腺导管内乳头状瘤分为中央型乳头状瘤和外周型乳头状瘤。

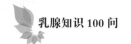

中央型乳头状瘤多发生在乳管壶腹以下约 1.5cm 的一二级乳管（壶腹是指乳管接近乳头，膨大成囊状的部位），又称大导管内乳头状瘤，一般认为不增加乳腺癌的风险。外周型乳头状瘤指终末导管 – 小叶系统发生的多发性导管内乳头状瘤，发生在乳腺的周围象限，一般认为是癌前病变，癌变率为 5% ～ 12%。

（1）乳腺导管内乳头状瘤有哪些临床表现？

◆ 乳头溢液

约发生于 80% 的就诊患者，是乳腺导管内乳头状瘤的主要症状。患者往往无意中发现文胸内侧有血迹。乳头溢液为自溢性，常呈血性或浆液性。因肿瘤组织脆弱，血管丰富，所以轻微挤压即可引起出血，分泌物呈铁锈色。

是否发生乳头溢液与乳腺导管内乳头状瘤的类型和部位有关，发生在乳腺中心部位的大导管内乳头状瘤较常出现乳头溢液。而位于乳腺外周，在中小导管内或腺泡内者，乳头溢液较少见。

有文献报道，如果年龄在 45 岁以上，乳头溢液呈血性，伴有乳房肿块，应考虑癌变的可能。

◆ 疼痛

仅少数患者有局部疼痛、压痛，常为乳房导管扩张、导管内类脂样物质溢出及炎症所致。

◆ 乳房肿块

乳房肿块是乳腺导管内乳头状瘤的主要体征。触诊时可在乳头、乳晕或乳房的中心部位触及肿块，多为 1 ～ 2cm，亦有小于 1cm 或更大者。如患者乳头溢液并触及小肿块，则 95% 的可能为乳腺导管内乳头状瘤。由于肿块主要是乳头状瘤出血淤积而成，往往在按压后变小或消失，因此在体格检查时应轻轻按压肿块，留下部分血迹，根据出血对相应导管做标记，行乳房区段切除。

（2）乳腺导管内乳头状瘤的发病原因是什么？

发病原因目前尚不十分明确，多数学者认为与孕激素水平低下、雌激素水平增高有关，是雌激素异常刺激的结果。几乎70%的乳腺导管内乳头状瘤是乳腺增生的伴随病变。

（3）如何治疗乳腺导管内乳头状瘤？

手术治疗。术前先在溢液的导管开口处注入2%亚甲蓝溶液，行导管造影，以便术中辨认受累导管。或术中将细针插入溢液导管作引导。术前2天不要挤压乳房，以免导管内积液排尽，术中不易辨认。

19 乳腺错构瘤是什么？

错构瘤是机体某一器官内的正常组织在发育过程中出现错误的组合、排列，因而导致的类瘤样畸形，全身多种脏器均可发生。发生于乳房的错构瘤极少见。因其临床少见，且不威胁患者生命，故不易引起广泛重视，常被误诊为乳腺纤维腺瘤或脂肪瘤等乳腺良性肿瘤。

（1）什么是乳腺错构瘤？

乳腺错构瘤是良性肿瘤，由乳腺小叶、导管、纤维和脂肪组织以不同比例混合形成。由于乳腺错构瘤所含成分与正常乳腺组织相似，因此乳腺钼靶显示病灶有包膜，内含脂肪组织，看起来像一个小的乳房包含在一个大的乳房中，故常被称为"乳房中的乳房"。

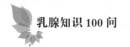

（2）为什么会患乳腺错构瘤?

◆ **先天发育异常**

该病常为胚胎期乳腺组织错构，残留的乳腺管胚芽异常发育所致。

◆ **激素改变**

乳腺错构瘤易发生在分娩后或绝经前，可能与激素改变有关。

（3）乳腺错构瘤有哪些常见症状?

◆ **乳房无痛性肿块**

是乳腺错构瘤最常见的症状。常为单发圆形、卵圆形或扁圆形肿物，边界清楚，2～8cm，质软，若周围有纤维组织包绕，触之较硬，左侧乳腺多见。多为患者无意间触及或在乳腺超声、钼靶检查中发现。有包膜，生长缓慢，往往长到一定程度会明显减慢生长速度或自行停止生长。

◆ **乳头溢液**

相对少见。由于瘤体内的腺体尚具有乳汁分泌功能，因此部分患者会出现乳头溢液。

（4）乳腺错构瘤有哪些治疗方法?

可手术切除。因其具有完整的包膜，故极易分离，一般单纯摘取即可，肿块大时可行区段切除术。术后一般无复发，预后好。

20 乳腺叶状肿瘤是什么?

（1）什么是乳腺叶状肿瘤?

乳腺叶状肿瘤是一种罕见疾病，多发生于女性，男性比较少见。

女性各年龄段均可发病。

2012 年，世界卫生组织（World Health Organization，WHO）将乳腺叶状肿瘤分为良性、交界性和恶性。

（2）乳腺叶状肿瘤的发病原因有哪些？

◆ **激素紊乱**

3 个高发年龄段：①青春期月经初潮；②生育后；③绝经期前后。

◆ **在乳腺纤维腺瘤基础上形成**

乳腺纤维腺瘤在 30 岁以下的女性中发病率最高，通常 < 3cm，当肿块体积较大或者迅速生长时，应警惕乳腺叶状肿瘤的风险。

◆ **其他因素**

种族、地域、卫生习惯、生育、哺乳等。

（3）乳腺叶状肿瘤的临床表现有哪些？

通常表现为快速生长的肿块，单侧质硬，无痛，不粘连皮肤。平均大小为 4 ～ 5cm。约 20% 的乳腺叶状肿瘤大于 10cm，如瘤体较大往往提示恶性。巨大肿块可在乳房表面形成局部隆起，皮肤被动伸展变薄，浅表静脉曲张。有的患者因皮肤过度紧张引起缺血，发生溃疡，这种皮肤溃疡在临床表现上通常与乳腺癌难以区分。在约 20% 的患者中可扪及肿大的腋窝淋巴结，多数为炎性增生。恶性者可发生远处脏器转移，肺（66%）、骨（28%）和脑部（9%）是最常见的转移部位，在少数情况下，可累及肝脏或心脏。

（4）如何诊断和治疗乳腺叶状肿瘤？

当临床表现为可触及的肿块，生长较为迅速，> 3cm，彩超提示乳腺大小、生长情况不符合乳腺纤维腺瘤时，应怀疑乳腺叶状肿瘤。确诊需要依靠病理学诊断。

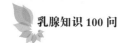

当诊断为乳腺叶状肿瘤时，无论病理组织类型如何，均应广泛切除。

若局部复发，可再行广泛切除，可考虑局部放疗，尤其是切缘阳性、腋窝淋巴结转移但无远处转移者。

（5）乳腺叶状肿瘤的预后如何？

乳腺叶状肿瘤的预后除了与病理组织类型有关外，还与手术切除的彻底性、术后密切随访等有关。总的来说，手术切除后预后较好。良性者如手术切除不彻底，局部亦可复发，再行广泛切除后仍可取得较好的效果；即使是恶性，5年生存率也可达80%。但一旦发生远处转移，预后极差。

乳腺叶状肿瘤患者术后应至少每6个月随访1次，大部分患者临床预后良好。乳腺叶状肿瘤复发多出现在术后2年内，且以手术部位居多，复发风险因肿瘤大小、手术方式等因素而异。

21 乳头乳晕区瘙痒，是湿疹还是 Paget's 病？

Paget's 病即佩吉特病，由于其湿疹样的外观表现，也称乳腺湿疹样癌。这种疾病在1874年由生理学家、外科医师 James Paget 首次报道并由此得名。

Paget's 病的病理学特征为乳头表皮层的佩吉特细胞浸润，这种大而淡染的恶性细胞究竟从何而来？目前尚无确切答案。

（1）Paget's 病有什么表现？

好发于50岁以上女性，常表现为乳头反复出现瘙痒、糜烂、渗液、结痂等湿疹样改变，结痂后并不会好转，痂皮脱落后常可见到糜烂面。随着疾病进展，这种湿疹样表现可以扩展到乳晕区，甚至可以蔓延至乳房其他区域，但还是以乳头乳晕区为主。除了皮肤改变外，乳头可能会有红肿热痛感，也正因为此，Paget's病很容易与乳腺炎混淆。

除了乳头乳晕区病变外，许多Paget's病患者乳腺深处还有肿物。

（2）Paget's病是乳腺癌吗？

因其特殊的名称，很多患者初诊为Paget's病时常常会感到困惑。事实上，经过长时间的探索，最终确定佩吉特细胞是一种恶性细胞，且因为Paget's病常常伴发乳腺深处的导管癌或者乳头的导管内癌，所以将Paget's病归类为一种特殊类型的乳腺癌。

（3）Paget's病如何治疗？怎样预防？

目前临床上针对Paget's病，以乳房改良根治术为主要手术方式，同时也可根据患者的具体情况实行乳腺单纯切除术。术后需结合病理结果进一步确定治疗方案。

皮肤瘙痒，是最常见不过的小问题。如果皮肤瘙痒出现在乳头乳晕区，不要掉以轻心，延误治疗。女性朋友们要保持健康的生活习惯，进行适当的体育锻炼，掌握乳腺自查方法，定期体检。

22 什么是哺乳期乳腺炎？如何治疗和预防？

王女士出月子了，约闺蜜聚一聚。因没有注意乳房卫生，出现了高热（39℃），两侧乳腺又硬又痛，母乳喂养也成难事。原来王女士得了哺乳期乳腺炎。

下面来介绍一下什么是哺乳期乳腺炎以及如何治疗和预防。

哺乳期乳腺炎发生于哺乳期的任何阶段，最常见于产后6周内。

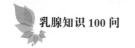
（1）什么是哺乳期乳腺炎？

哺乳期乳腺炎是在乳汁淤积基础上发生的乳腺炎症反应，伴或不伴细菌感染。临床表现：乳房疼痛，排乳不畅，乳腺局部出现楔形或不规则形肿块，肿块可发生于乳房的任何部位，病变区域出现红肿热痛；全身症状包括发热，体温可达 39 ～ 40℃，伴有寒战、全身出汗、头晕、乏力等。

（2）哺乳期乳腺炎的危险因素有哪些？

● 乳头皲裂，多因哺乳时衔接姿势不正确造成。

● 乳房外伤，如乳房受压（包括文胸压迫或汽车安全带的挤压等）、被婴幼儿踢伤、被用力按摩等使乳房局部受伤，组织水肿，局部压力增大。

● 过度排空乳房造成乳汁过多。

● 哺乳间隔时间过长。

● 因婴儿患病等导致的母婴分离。

● 母亲过度疲劳或严重的消极情绪影响。

● 婴儿腭裂或舌系带过短等导致含衔困难。

● 乳腺炎病史。

（3）预防哺乳期乳腺炎的关键——防止乳汁淤积

◆ **乳房按摩**

有效的乳房按摩可以排出淤积的乳汁，刺激泌乳反射，保持乳管通畅，减轻乳房肿胀。此法适用于任何情况引起的乳汁淤积及导管堵塞，但在乳房严重水肿时应避免局部直接按摩，应在该乳腺导管走行的其他无肿胀区域进行适当力度按摩。

按摩前注意洗手、保暖，按摩的力度要适度，切忌暴力按摩。

◆ **使用吸乳器**

推荐使用吸乳器进行吸乳治疗，通过刺激泌乳反射促进乳汁排出。注意吸力要适度，吸乳时间不宜过长。此法适用于所有哺乳期患者，禁用于中央区严重水肿者，因会压迫中央区，加重局部水肿。

◆ **预防乳头皲裂及疼痛**

每次排乳后用母乳或羊脂膏外涂，并注意母乳喂养时应正确含衔。

如果婴儿含衔乳头时疼痛严重，母亲不能继续患侧乳房哺乳，无论是用手法排乳还是用吸乳器排乳均需确保乳汁有效排出（按哺乳的频率进行）。母乳中有血液不是停止母乳喂养的理由。

◆ **断奶不能急**

妈妈们要给宝宝断奶，应该遵循循序渐进的原则，即逐渐减少哺乳量和延长哺乳的间隔时间。

有的妈妈想快速断奶，就突然停止哺乳或排乳，这种断奶方式叫断崖式离乳。这样做不仅不会事半功倍，相反，它会显著增加患乳腺炎的风险。

（4）得了哺乳期乳腺炎，还能哺乳吗？

很多患哺乳期乳腺炎的妈妈害怕炎症期的乳汁会影响宝宝的健康，选择停止喂奶。这种做法是不可取的，应根据哺乳期乳腺炎的分期决定。

◆ **初期**

这个阶段乳汁淤积，是肿块期或红肿期，乳腺炎轻微，不需要停止喂奶，反而需要频繁地喂奶，这样才能使输乳管畅通，不至于加重乳腺炎。哺乳期乳腺炎时，母乳中的白细胞占比上升，IgA、IgG及 IgM 的含量增加，不仅有助于妈妈们对感染的抵抗，还有利于激活宝宝的免疫系统。

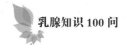

◆ **中期**

这个阶段是脓肿形成期，乳腺局部化脓，此时要及时停止患侧乳房哺乳，用健康的乳房哺乳。值得注意的是，即使不使用患侧乳房哺乳，妈妈们也要及时将乳汁排出，不让乳汁继续淤积。保持有效的乳汁排出是哺乳期乳腺炎的重要治疗原则之一。

◆ **后期**

即脓肿溃后期，此时脓肿成熟，乳房感染严重，甚至会出现乳瘘，这个时候就要停止哺乳，积极接受治疗。

（5）患哺乳期乳腺炎，要不要输液？

如果是非重度感染，首先考虑口服抗生素。

如果是重度感染，如心率、血压不稳定或者皮肤进展性红肿，考虑住院输液治疗。大部分哺乳期乳腺炎女性都可以口服抗生素治疗。

23 非哺乳期乳腺炎如何治疗？

非哺乳期乳腺炎是发生在女性非哺乳期的病因不明、良性、非特异性炎症性疾病，包括浆细胞性乳腺炎、肉芽肿性乳腺炎。浆细胞性乳腺炎可以发生在各年龄段的成年女性，而肉芽肿性乳腺炎通常发生在生育期女性，尤其是生产后5年内。该类疾病临床表现主要为乳腺肿块、乳头内陷、乳头溢液、乳腺疼痛。其中乳腺肿块在慢性病变基础上可继发急性感染，形成脓肿，终末期脓肿破溃可形成乳腺瘘管、窦道或者溃疡，经久不愈，严重影响生活质量，对广大女性身心健康造成伤害。

（1）非哺乳期乳腺炎的风险因素有哪些？

● 先天性乳头内陷畸形导致导管分泌、排泄障碍。

● 多数专家认为肉芽肿性乳腺炎是一类自身免疫相关的疾病。

● 哺乳障碍、内分泌失调、肥胖、吸烟史（包括吸二手烟）。

● 感染。

● 长期口服抗精神病类药物、口服避孕药。

（2）如何治疗非哺乳期乳腺炎？

浆细胞性乳腺炎、肉芽肿性乳腺炎有着相似的临床表现，但治疗方案截然不同，预后有别。

非哺乳期乳腺炎是难治性炎症病变，病因尚不明确，治疗未达成统一。

24 浆细胞性乳腺炎如何治疗？

浆细胞性乳腺炎又称为乳腺导管扩张症，是一种好发于非哺乳期的以导管扩张、浆细胞浸润为基础的慢性、非细菌性乳腺炎症。多发生在非哺乳期、非妊娠期的女性。好发年龄为 30 ～ 40 岁、50 ～ 60 岁。单侧乳房发病多见，也可双侧发病。起病急，病程长，易复发。大多伴有先天性乳头全部或部分凹陷，并有白色、臭味的粉渣样分泌物。

（1）临床表现有哪些？

浆细胞性乳腺炎主要临床表现为乳腺肿块、乳头内陷、乳头溢液、乳腺疼痛，其中乳腺肿块在慢性病变基础上可继发急性感染，形成脓肿，终末期脓肿破溃可形成乳腺瘘管、窦道或者溃疡，经久不愈。

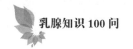

（2）按照病程分期

◆ 单纯乳头溢液期

乳头溢液多为首诊症状，多为单侧乳房、单孔乳头溢液。乳头溢液可为淡黄色浆液，也可见奶酪样、脓液样、粉渣样或脓血样分泌物，也可能为黄白色、淡红色或者暗红色。乳头畸形、凹陷严重者溢液较少，且较黏稠；无明显乳头畸形、凹陷者，溢液较多且稀薄。

◆ 乳房肿块期

肿块可见于乳房任何象限。肿块大小不一，大者可波及一个象限、多个象限或整个乳房，可缓慢发生，由小增大，亦可突然发生，迅速增大。可伴有疼痛，以隐痛、刺痛、闷胀疼痛为主。肿块初始皮色微红或不红，日久皮色渐红。肿块可致乳头牵拉凹陷，亦可与皮肤粘连。肿块触痛明显或轻微疼痛，初始边界不清，日久可渐局限，质地初始硬实不坚，液化为脓后常软硬兼杂。可伴同侧腋下淋巴结肿大、发热、自汗、盗汗等。

◆ 乳房脓肿期

若肿块较为局限，皮色暗红，红肿范围局限，逐渐变软，按压有波动感，午后发热，自汗，为脓已成。

◆ 乳房瘘管期

肿块溃烂流脓，有单个或多个瘘管、窦道，久不愈合，或暂时愈合后不久又发作。全身炎症反应较乳房脓肿期减轻，病程较长，少则数月，多则数年。药物治疗多难治愈，大多需要手术。

浆细胞性乳腺炎不同于一般的哺乳期乳腺炎，有些人不认识这种病，误认为是一般细菌感染或误诊为乳腺结核，甚至误诊为乳腺癌。

（3）浆细胞性乳腺炎如何治疗？

浆细胞性乳腺炎很少能够自愈，缺乏特效药物。目前以外科手术为主，手术切除病灶是治疗该病最有效、彻底的方法。在病变急性期，如合并感染，应用广谱抗生素、甲硝唑等控制炎症。可适当予以激素治疗。

手术治疗前切开脓肿引流，局部消肿，为彻底手术做准备。

患者应及时到医院就诊，疾病表现不同，治疗方案也不同。

25 肉芽肿性乳腺炎与浆细胞性乳腺炎是一回事吗？

非哺乳期乳腺炎通常包括2种类型，即浆细胞性乳腺炎和肉芽肿性乳腺炎。这两种疾病有着较为相似的表现，均能引发乳房肿块、胀痛、脓肿、窦道生成，鉴别时有一定难度，易误诊误治，临床误诊率高达50%。

（1）这两种病有什么表现？

肉芽肿性乳腺炎主要由细菌或其他炎症刺激引起，是以乳腺组织肉芽肿形成为主要病理表现的乳腺慢性炎症，主要侵犯乳腺小叶。

浆细胞性乳腺炎又称为乳腺导管扩张症，不是细菌感染导致的，而是导管内的脂肪性物质堆积、外溢，引起导管周围的化学性刺激和免疫性反应，导致大量浆细胞浸润，故称浆细胞性乳腺炎。

浆细胞性乳腺炎的肿块主要在乳晕区，即大导管周围；而肉芽肿性乳腺炎病灶主要集中在终末小叶，肿块在乳晕区以外的部位。

这两种非哺乳期乳腺炎的超声表现相似，主要表现为不均质低回声或囊实混合回声，形态不规则，边缘不光滑，部分病灶周边可

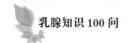

出现成角甚至毛刺样改变且回声增强，病变区域血供不丰富，以周边为主。

（2）为什么很多人分不清这两种病？

这是因为二者同属于非哺乳期慢性炎症，都与自身物质的刺激有关，都有自身免疫性的肉芽肿形成。

26 对于非哺乳期乳腺炎，中医药治疗是否有优势？

肉芽肿性乳腺炎、浆细胞性乳腺炎都属于非哺乳期乳腺炎。在临床实践中，很难明确区别。中医将乳房内的慢性炎症统一命名为"粉刺性乳痈"。非哺乳期乳腺炎属于中医治疗的优势病种。

异物郁积，阻滞乳络，气血运行不畅，痰瘀交阻，凝聚成乳房肿块；郁久化热，热盛肉腐而发为乳房脓肿。

反复出现的乳房肿块、脓肿等是肉芽肿性乳腺炎和浆细胞性乳腺炎的共同症状。病因病名不同，证却同一，根据中医学"同病异治，异病同治"的原则，二者病机相似，治法可参，采用综合疗法进行治疗。

非哺乳期乳腺炎要分期论治。单纯乳头溢液期口服中药，同时进行乳腺导管冲洗；乳房肿块期根据肿块特征热敷，可使肿块减小，同时口服中药，促使肿块消散；形成脓肿时需要及时切开排脓，祛除脓腐，促进愈合；乳房瘘管期可采用中药特色外治法，快速清除坏死肉芽组织，瘘管负压引流通畅，愈合的同时有效避免外形变化。

浆细胞性乳腺炎溢液期、肿块期和肉芽肿性乳腺炎肿块期均以消散为要，以消痈溃坚汤为基础方，随症加减。如乳头溢液期，溢液呈黄色浆液性、黄稠性，伴口苦口干、失眠多梦，佐以清肝泻火之剂；若溢液呈脓血性，佐以凉血止血之剂。脓肿期若肿块红肿热痛，伴身热口干，佐以清热解毒之剂；便秘者佐以运脾行气通便之剂。舌苔厚腻，佐以升脾阳降浊阴之剂。若乳房肿块韧硬或已成脓，佐以溃坚破结、消痈透脓之剂。外治方面，可采用提脓祛腐综合疗法，包括火针洞式烙口引流术、小切口排脓、药捻引流、彩超引导下穿刺抽脓、中药外敷等。对于脓腐已尽、空腔形成者，可局部压迫，再予加压绑缚，使乳房患处空腔前后壁贴紧，促进愈合。在外治法中，窦道、脓腔的探查和刮捻均是重要环节，务求彻底祛除脓腐，方可祛腐生肌，并减少复发风险。

27 隆胸手术会增加乳腺癌的发病率吗？

女性在追求美的同时，身体健康同样不容忽视。随着乳腺癌发病率的逐年增高，隆胸手术是否会诱发乳腺癌的问题也逐渐被关注。

硅胶乳房假体隆乳术（以下简称"假体隆乳术"）是目前临床上较为成熟和安全的隆胸手术。

目前我国市场上的硅胶乳房假体填充物均为硅凝胶，通常根据其聚合度不同分为3个级别：低黏度、中等黏度和高黏度。

在相同条件下，低黏度硅凝胶流动性大，具有较大的变形性，假体手感更软，一旦发生破裂，取出比较费时费力。

高黏度硅凝胶黏度大，几乎不流动，填充的乳房假体手感会略硬，但不易渗漏，一旦破裂也易于彻底取出。

根据假体的表面，硅胶乳房假体可分为毛面和光面。不同的表面使假体具有不同的特性。光面假体更加柔软和易于变形，因而手

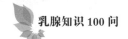

感和移动度更自然；容易植入，所需切口更小；随着时间推移，形态更好，无假体旋转顾虑。毛面假体表面具有摩擦力和黏附力，可防止假体移动，并保持假体形态和位置的长期稳定，包膜挛缩率相对较低，假体旋转的风险低。

而这种表面带有纹理的毛面假体与间变性大细胞淋巴瘤这一罕见癌症有相关性。乳房假体如何导致癌症是未知的。研究表明，慢性炎症可能在这一过程中起作用。间变性大细胞淋巴瘤是一种独特类型的 T 细胞淋巴瘤。现已明确这种肿瘤的发生与部分毛面假体有一定相关性，而与光面假体无明确关系。间变性大细胞淋巴瘤的主要临床表现是积液和肿块。对有症状的早期病例，建议取出假体、彻底切除包膜及病变组织，无须化疗。目前对已接受假体隆胸人群的建议是无症状，不取出，应正常定期检查。

28 隆胸手术后常见并发症有哪些？如何处理？

隆胸手术是一种医疗行为，操作者必须拥有国家卫生部门认可的专业医师资格。医生技术直接影响手术效果。隆胸手术和其他外科手术一样，需要术前对患者恰当评估、做好术前设计、熟悉手术操作和完善术后护理。目前隆胸手术已经相当成熟了。建议爱美的女性在接受手术之前，了解隆胸手术相关的知识，并选择正规医疗机构！

（1）计划在 2 年之内怀孕的女性，不要做隆胸手术

一些无良机构宣称隆胸手术已经发展到不影响女性生育和哺乳的程度。其实，这种说法并不可信。女性在妊娠、分娩和哺乳的过程中，内分泌系统会发生相应的变化，乳腺组织会相应地进行自身调整。做过隆胸手术的女性在哺乳时，隆胸使用的假体会挤压乳腺

组织，影响乳汁的顺利分泌，出现乳房胀痛的症状。如果乳汁长期积存在乳房里，容易患哺乳期乳腺炎。因此，计划在 2 年之内怀孕的女性，不要做隆胸手术。

（2）隆胸假体是否必须在 10 年后更换？

假体究竟可以在体内放置多久？这是一个没有明确答案的问题。对于这个问题的争议反映的是对临床数据不同的解读。首先，假体植入后是否必须取出取决于假体形态是否完好和是否有并发症，而不取决于放入的时间。影响假体取出的假体因素主要是假体破裂率和包膜挛缩率。有研究报道假体隆胸手术后 10 年间再次手术率为 15.5% ～ 20.8%，但并不都与假体相关。其中再次手术原因依次为：包膜挛缩（19.1% ～ 32.1%）、要求更换大小（5.4% ～ 52.9%）、假体破裂（1.4% ～ 17.3%）。由此可见，假体植入 10 年后因假体因素的再次手术率并没有那么高，没有理由要求女性在没有任何并发症的情况下更换假体。目前没有任何组织或机构对硅胶假体的寿命做出规定，也没有在多少年限必须取出的建议或要求。

（3）隆胸手术常见的并发症有哪些？如何预防、治疗？

◆ 血肿

急性血肿多发生于术后 7 天内，隆胸手术后血肿的发生率为 3% ～ 4%。主要发生原因：创面未进行彻底止血；动作粗暴，损伤较多组织和血管；未放置引流管或引流不通畅；未加压包扎或包扎不当；接受手术者凝血功能不正常且未进行术前治疗；术后早期运动剧烈或乳房假体遭受冲击。

防止血肿对于减少出血、减轻术后不适感和降低包膜挛缩发生率都很重要。术前必须确定接受手术者没有使用引起出血的药物；术中动作轻柔、准确，避免损伤过多的组织；彻底止血，必要时放

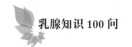

置引流管，分离腔隙时可用盐水冲洗并引流；应用内窥镜可以有效地减少血管损伤，并且可以确切止血。

血肿较小或者出血少时，采用保守治疗，如穿刺抽血、应用止血药、局部加压包扎、使用抗菌药预防感染等；血肿较大或者出血较多时，必须立即手术探查，行止血处理。

◆ 感染

多为从浅层的切口到深层假体腔内的化脓性感染，表皮葡萄球菌是最常见的病原菌，感染率为 2% ～ 2.5%。临床表现为患侧乳房肿胀，触痛明显。影像学检查可见圆形致密影，边缘模糊，周围密度增高，未见钙化。发生在术后 3 ～ 5 天，主要是切口感染。常常伴有局部的疼痛，有分泌物。多数切口感染都较表浅，口服抗生素就能治愈，也不会影响隆胸效果。这种术后早期感染多是外科操作和患者的基础条件导致的。若抗生素治疗无效或进一步恶化，如出现乳房疼痛、局部触痛、肿胀甚至蜂窝织炎，必须立即行探查术。打开包膜，取出假体，彻底冲洗囊腔，至少 3 个月以后才能再放置假体。静脉滴注广谱抗生素，根据药敏试验结果调整剂量和给药途径。

◆ 包膜挛缩

异物引起了炎性反应，圆形假体周围组织发生同心圆性的挛缩。临床表现为乳房浅层（皮肤、腺体等）柔软，而深层可触及轻中度硬化的整体性包块，有明显触及假体的感觉。包膜挛缩可分为 4 个等级，等级越高，疼痛越严重，乳房变形也更明显。纤维包膜的厚度与临床触诊的硬度密切相关。

包膜挛缩的原因尚不清楚，机体对假体异物反应的个体差异是术后乳房手感差别与包膜挛缩发生的内在决定因素。除此之外，包膜挛缩的发生可能与细菌的存在、血肿、创伤、假体渗漏等诱因有一定关系。医生可以通过技术手段将包膜挛缩率降到最低。

应优先选择质量好、低渗漏的硅凝胶假体；手术前应彻底清洗去除手套上的滑石粉或者穿戴无滑石粉的手套；手术操作应当细致、准确，层次分离清晰，动作轻柔，尽量避免损伤正常组织；分离后的腔隙应足够大，且创面应该进行彻底止血，腔隙内放置引流管，将积液引流彻底。

◆ 假体破损和外漏

表现为假体失去完整的包膜，内容物外漏于乳腺组织间形成结节。目前的数据显示，10 年内假体破裂发生率为 1.4% ~ 17.3%。

硅胶假体破裂常出现一侧红肿热痛等症状，并可形成多个团块，可出现乳房硬化表现。

◆ 假体移位

假体在人体内并非很稳定，假体体积过大、腔隙分离不到位、乳房下皱襞过度分离、纤维包膜挛缩、引流和包扎位置不当等因素会造成乳房假体移位。假体移位后胸部完全没有美感。此时如果不愿意取出假体，可以通过更换假体、重新分离腔隙、松解纤维包膜、纤维包膜折叠缝合、乳房悬吊等方法进行修复。当然术后有可能再次假体移位。

◆ 切口瘢痕增生

瘢痕体质、钳夹挫伤、血肿、感染、过分分离等因素均可引起切口瘢痕增生，严重者甚至会形成永久性瘢痕，非手术方式难以去除。

为减少瘢痕，术者应该具有良好的缝合技术，尽量减少组织损伤，术中彻底止血，必要时放置引流管等。恰当的切口入路可以改善瘢痕对隆乳效果的影响，因此切口位置需要隐蔽。

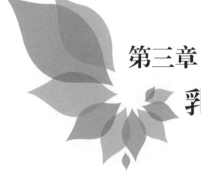

第三章

乳房相关检查

29　乳房自检常能早期发现疾病，如何进行自检呢？

正常的乳房就像一个柠檬：柠檬果皮为皮肤，突出的尖部为乳头，尖部周围为乳头色晕，囊壁为乳腺管，果肉为脂肪组织和纤维结缔组织，软子为淋巴小结和乳腺小叶。

（1）乳房自检的方法

通过看、触、卧、挤四个步骤进行乳房自检。

◆ 看

面对镜子，裸露上身，双手自然下垂，观察乳头是否在同一水平线上，有没有抬高、回缩、凹陷，乳房皮肤有没有红肿、皮疹、皮肤皱褶、橘皮样变等。双臂叉腰、双手高举过头时分别查看一次上面的内容。

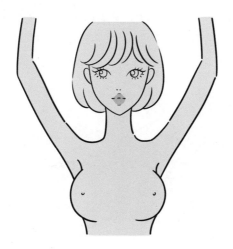

◆ 触

右手高举过头，用左手检查右侧乳房，四个手指并拢，用手指指腹轻压乳房，由乳头开始按顺时针方向紧贴皮肤做循环按摩检查，

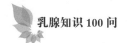
逐渐向外按摩（三四圈），感觉是否有硬块，直到全部乳房检查完为止。检查时手指不能脱离皮肤，用力要均匀，力度以手指能触压到肋骨为宜。用同样方法检查左侧乳房。除了乳房，还要检查两侧的腋窝是否有肿大的淋巴结。

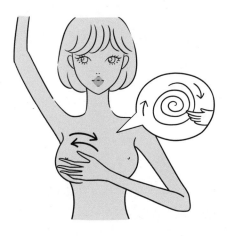

◆ 卧

身体平躺在床上，一侧肩下垫小枕头，使整个乳房均匀地摊在胸壁上，同"触"的方法，顺时针用手指指端或掌面检查两侧乳房。若无法确定是否触及肿块，可通过比较左右乳房触感帮助判断。

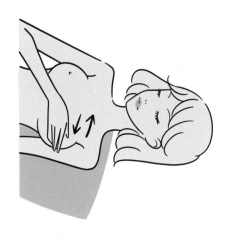

◆ 挤

在检查完整个乳房后，用食指、中指和拇指轻轻地提起乳头并挤压一下，注意观察有无分泌物自乳头溢出。记录分泌物颜色（如红色血性、淡黄色、棕色等）、黏稠度及分泌物的量。如果是少量淡黄色清亮液体，没有关系。如果是咖啡色、血性的液体，就要立即到医院看医生，进行进一步检查。

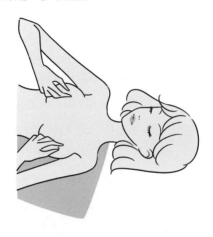

（2）乳房自检中如果发现下列情况应及时到医院就诊

● 乳房的大小、形状发生改变。

● 乳头的形状、位置发生改变。

● 除哺乳期外，乳头有血液或有其他分泌物自行流出。

● 乳房皮肤有凹陷、糜烂、褶皱、橘皮样变等。

● 乳房内有肿块或任何硬的组织。

● 其他疼痛或不适。

最佳自检时间是月经期后第 9～11 天，此时雌激素对乳腺影响较小，容易发现病变。绝经后的女性最好每个月固定 1 天进行乳房自检。

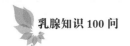

建议40岁以上的女性每个月自检1次乳房，有高危因素的女性可以更早定期乳房自检。即使自检没有问题，也建议定期到正规医疗机构体检，避免漏诊。

30 乳腺密度是什么？乳腺密度与乳腺癌有相关性吗？

乳腺通常由15～20个乳腺小叶组成，周围是脂肪组织和纤维结缔组织。在乳腺钼靶片上，乳腺小叶在脂肪组织的背景上显示为白色影像，而脂肪组织显示为黑色影像。年轻女性的乳房更致密，脂肪组织相对少。典型的乳腺癌在乳腺钼靶片上显示为白色高密度影。如果乳腺密度高，要在致密的白色乳腺组织的背景上检测出一个小的白色肿块是一项艰巨的任务。MRI也会出现类似的问题，这降低了检查的敏感性，对诊断是一个挑战。为了尽量减少这种影响，绝经前的女性应该在月经周期的第7～10天进行影像学检查。

年龄和乳腺密度之间存在显著的负相关性，在40岁以下的女性中约81%乳腺组织致密。随着年龄的增大，腺体组织逐渐退化，脂肪组织逐渐增多，乳腺密度逐渐降低。乳腺密度还与哺乳相关。绝经前致密型乳腺明显多于绝经后。

所谓致密型乳腺，是指乳腺的腺体多、脂肪少（图3-1）。脂肪型乳腺的脂肪多、腺体少（图3-2）。乳腺密度是乳腺癌的一个独立危险因素，致密型乳腺女性与脂肪型乳腺女性相比，患乳腺癌风险增加了4～6倍。

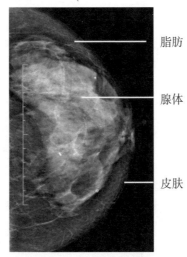

脂肪

腺体

皮肤

图 3-1　致密型乳腺

注：乳腺内白色的区域为腺体组织，灰色区域为脂肪组织。

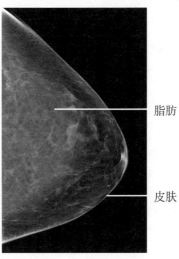

脂肪

皮肤

图 3-2　脂肪型乳腺

注：灰色区域内大量脂肪组织，极少量腺体组织。

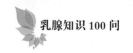

31 什么是乳腺癌筛查？为什么要进行乳腺癌筛查？

筛查是乳腺癌二级预防最重要的方法。美国癌症协会（American Cancer Society，ACS）推荐筛查起始年龄为 40 岁，每年进行 1 次乳腺钼靶检查。加拿大、英国等的筛查指南都推荐以乳腺钼靶检查作为主要的筛查手段。近年来，我国政府日益关注女性健康，加强肿瘤的防治工作。通过对女性进行乳腺健康教育，为其提供免费、安全和专业的乳腺检查，以期使乳腺癌早期发现、早期治疗，提高生存率，降低死亡率。乳腺癌筛查方案主要包括对人群进行危险因素评估，初筛高危人群并对筛出的高危人群进行检查。

（1）乳腺癌筛查可分为两类

◆ 机会性筛查

指医疗保健机构对因各种原因前来就诊的适龄女性进行乳腺癌筛查，或者女性个体主动或自愿到提供乳腺癌筛查的医疗机构进行相关检查。一般建议 40 周岁开始筛查，一些乳腺癌高危人群的筛查起始年龄可提前到 20 周岁。

◆ 群体性筛查

群体性筛查是指社区或单位等有组织地为适龄女性提供乳腺癌筛查。

无论哪种筛查形式，都应保证乳腺癌筛查内容的完整和筛查技术的规范。

（2）乳腺癌筛查的意义是什么？

在全球，乳腺癌的发病率已居女性恶性肿瘤第一位，死亡率居第二位。我国乳腺癌发病率已跃居女性恶性肿瘤的首位，且发病呈年轻化趋势。乳腺癌患者的生存期和病理分期密切相关，发现越早，治愈率越高，因此在目前对乳腺癌的一级预防尚无良策的情况下，早期诊断尤为重要。多项研究表明，大规模乳腺癌筛查可发现更多的早期病例，在发病率不断上升的背景下可使死亡率逐渐下降。

推广乳腺癌筛查，利大于弊。随着人们生活质量的提高，早期发现、早期诊断和早期治疗乳腺癌，有利于降低乳腺癌的死亡率。

32 何时开始乳腺癌筛查？间隔多久筛查一次？

（1）一般女性乳腺癌筛查指南

◆ 20 ～ 39 岁

每个月 1 次乳房自检。

每 1 ～ 3 年 1 次临床检查。

不推荐该年龄段女性进行乳腺癌筛查。

一般建议 30 岁后做乳腺钼靶检查。乳腺钼靶是利用 X 线穿透乳腺软组织，进行成像。年轻女性的乳腺腺体过于致密，会影响软射线的穿透力，降低敏感性，所以 30 岁以下的女性一般不做乳腺钼靶检查。

◆ 40 ～ 69 岁

适合机会性筛查和群体性筛查。

每 1 ～ 2 年 1 次乳腺钼靶检查和（或）乳腺超声。

对条件不具备的地区或致密型乳腺，可首选乳腺超声检查。

每个月 1 次乳房自检。

每年 1 次临床检查。

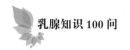

◆ **70 岁及以上**

机会性筛查。有症状或可疑体征时进行影像学检查。

每个月 1 次乳房自检。

每年 1 次临床检查。

（2）乳腺癌高危人群筛查意见

建议对乳腺癌高危人群提前进行筛查（小于 40 岁），每年 1 次。筛查手段除乳腺钼靶检查外，还有 MRI 等影像学手段。

（3）乳腺钼靶检查人群

存在以下 3 项中任何 1 项，不考虑年龄，均需要进行乳腺钼靶检查。

◆ **有乳腺癌高危因素**

建议尽早开始乳腺钼靶检查。乳腺癌高危因素包括乳腺癌家族史、乳腺癌史、良性肿瘤及活检史、13 岁前月经初潮、30 岁后第一胎足月生产。

◆ **临床体检发现乳房肿块、乳头溢液**

为进一步明确诊断，需要行乳腺钼靶检查。

◆ **乳腺癌术后**

不论是保乳术还是乳房切除术，均需要进行每年 1 次的乳腺钼靶检查。

33 什么是乳腺钼靶检查?

20 世纪 70 年代，法国人 Charles Gros 研发出第一台乳腺专用 X 线钼靶机，增强了乳腺腺体、脂肪与钙化肿瘤间的对比，提升了对细节的观察能力，得到广泛应用。

乳腺钼靶检查是乳腺癌的重要筛查工具，发现了大量的早期乳腺癌，使接受筛查人群的乳腺癌病死率下降。乳腺钼靶检查是乳腺疾病诊断上最常用的检查方式之一，其应用较乳腺超声、乳腺 MRI 更为广泛，且与其他检查方法互为补充。它对软组织的细微密度差别分辨率高，可以获得良好的乳腺图像，清晰显示乳腺的腺体、导管、纤维间隔、皮肤、皮下组织、血管结构、病变的肿块、细微钙化等。

（1）哪些情况适合做乳腺钼靶检查？

● 发现乳房肿块或结节。

● 乳头溢液，已经排除了垂体病变。

● 乳腺癌筛查。

● 一侧乳腺癌手术后随访对侧乳腺。

● 曾做过隆胸手术，怀疑植入的假体有异常。

（2）哪些情况不能做乳腺钼靶检查？

怀孕为相对禁忌证，如孕妇必须做乳腺钼靶检查，应以铅裙遮蔽腹部。

（3）乳腺钼靶检查什么时候做合适？

建议月经干净之后 10 天左右检查。女性月经来潮前 5 ～ 7 天，乳房会出现生理性的胀痛感，此时如做钼靶检查，加压板夹紧乳腺，会更疼，所以尽量避开这段时间。在月经干净后 10 天左右做检查最合适，可以减轻加压板带来的疼痛或者不适。

检查时尽量穿方便穿脱的衣服。乳腺检查需要暴露整个乳房，尽管检查室私密性很好，还是要提醒检查者注意着装，尽量不要穿连衣裙。

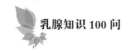

34 做乳腺钼靶检查时为什么要夹住乳房？如果做了隆胸手术，会夹破假体吗？

钼靶检查时将乳腺夹在 2 个加压板中间，然后摄片。一般有 2 个体位的片子：一张正位片，由上而下；一张斜位片，从内上到外下。夹住乳房的本质是对乳腺加压，这是一个关键步骤。

适当的加压将乳腺腺体组织尽可能铺开，使重叠的腺体结构分离，有利于病变的显示，使乳腺密度更加均匀，有利于 X 线穿透乳腺，减少散射，提高影像质量。

适当的加压也固定了乳腺，降低了乳腺运动伪影产生的概率，使乳腺内结构距离增感屏（胶片）更近，避免重拍。

乳腺腺体厚度与乳腺钼靶检查中平均腺体剂量呈正相关，检查中应尽量压薄腺体，以降低辐射剂量。

有些女性做了隆胸手术后担心乳腺钼靶检查会把假体夹破。不必担心，没有假体破裂的风险。隆胸手术后的女性要提前告诉医生。医生在操作的时候就会格外细致，同时会调整机器的曝光设置，降低辐射剂量，防止曝光过度对观察乳腺腺体的影响。

35 乳腺钼靶检查发现钙化，什么样的钙化需要重视？

乳腺癌在乳腺钼靶片上有 2 个重要的征象：肿块与钙化。所以有些人"闻钙化色变"，甚至将钙化等同于乳腺癌表现。

钙化不是一个疾病名称，而是各种疾病引起的一种征象。乳腺钙化的原因有良性疾病和恶性疾病，一般大的钙化是良性疾病引起的，观察即可；小的钙化需要重视，而这种小的钙化往往只有钼靶检查才可以发现，而超声无法发现。很多小钙化需要手术治疗，及时发现潜在的恶性病变。

什么样的钙化灶需要重视？

● 微钙化是乳腺癌的一个早期重要表现，30%～50%的乳腺癌伴有钙化。

● 孤立、丛状微小钙化，直径在0.5mm以下，每平方厘米内超过5枚。

● 成群、无法计数的微小钙化；或钙化大小不等，但以微小钙化为主且密集分布于某一区域。

● 小线虫状、泥沙状、针尖状、线样、分支状钙化。

● 病变区内及其附近同时发现钙化，或仅在病变区边缘发现钙化。

● 沿乳腺导管走行密集分布的钙化。

36 想要读懂乳腺钼靶检查报告，需要了解哪些知识？

在乳腺钼靶检查报告中，我们会看到BI-RADS分类。在乳腺B超报告、MRI报告中也有这样的分类。很多女性看不懂，一头雾水，现在就给大家解释一下。

BI-RADS是乳腺影像报告和数据系统的缩写，使用统一专业术语和规范标准进行诊断归类，使乳腺影像学检查的诊断报告规范化。

BI-RADS分类法将乳腺病变分为0～6类，用来评价乳腺病变

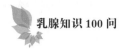

良恶性程度（表 3-1）。

表 3-1　BI-RADS 分类法

BI-RADS 分类	信号灯	具体含义	处理方法
BI-RADS 0 类	○	不能明确诊断，需要结合其他检查	回医院找医生，继续检查
BI-RADS 1 类	●	正常	不用处理，常规体检
BI-RADS 2 类	●	不完全正常，但结果是良性的，没有风险	不用处理，常规体检
BI-RADS 3 类	●	有一点点危险，大体还是良性的，恶性可能性 < 2%	暂时不处理，半年后复查
BI-RADS 4 类	●	有恶性的风险，需要活检	具体情况，具体处理
BI-RADS 5 类	●	高度怀疑恶性	住院治疗
BI-RADS 6 类	●	已经病理确定恶性	住院治疗

（1）BI-RADS 0 类　不完全评估，需要结合其他影像学检查

常在筛查时发现。

需要结合其他影像学检查，进一步评估。

推荐的其他影像学检查方法：局部加压摄影、放大摄影、特殊体位摄影和超声等。

（2）BI-RADS 1 类　阴性，无任何异常发现，无须处理

双乳对称、无肿块、对比无异常、无结构扭曲。

BI-RADS 1 类是正常表现，无须短期复查。

（3）BI-RADS 2 类　有良性发现，恶性可能为 0

此类病变包括钙化的纤维腺瘤、皮肤钙化、金属异物（术后的金属夹）、含有脂肪的病变（如脂肪瘤、错构瘤）、乳腺内淋巴结、植入体等。

（4）BI-RADS 3 类　大体为良性，恶性可能≤ 2%

病变包括：不可触及的、边缘清楚的无钙化肿块，局灶性不对称、孤立集群分布的点状钙化。

（5）BI-RADS 4 类　有恶性风险（2% ～ 95%），须活检

BI-RADS 4 类分为：BI-RADS 4A 类（2% ～ 10%）、BI-RADS 4B 类（10% ～ 50%）、BI-RADS 4C 类（50% ～ 95%）。

BI-RADS 4A 类：恶性可能性较低的病变，包括一些可触及的、部分边缘清晰的实性肿块，如超声提示的纤维腺瘤、可触及的复杂囊肿或可疑脓肿。

BI-RADS 4B 类：需要将病理结果和影像学表现严格对照。如病理结果和影像学表现符合，且病理结果为具有排他性的典型良性病变，如纤维腺瘤、肉芽肿性病变等，可以进行观察。

如果病理结果为乳头状瘤、不典型增生等，进一步的活检是必须的。

BI-RADS 4C 类：进一步怀疑恶性，但不是 BI-RADS 5 类那样的典型病变。包括边界不清、形态不规则的实性肿块或新出现的微细线样钙化，此类病理结果往往是恶性的。对于病理结果为良性的病例，需要与病理科协商，做进一步的分析。

（6）BI-RADS 5 类　高度怀疑恶性（＞ 95%），临床上需要采取适当措施

常为细小线样或分支状钙化、不规则或星芒状肿块伴多形性钙化。

（7）BI-RADS 6 类　已经病理证实为恶性，应采取适当措施

主要用于评价先前活检后的影像学改变，或监测术前治疗的影像学改变。

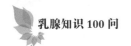

37 为什么推荐35岁以下有症状女性首选乳腺超声检查而不是乳腺钼靶检查?

乳腺超声检查被认为是35岁以下有症状女性的首选检查。与乳腺钼靶检查和MRI相比,超声检查没有诸如辐射、费用昂贵等缺点。

乳腺超声检查是一种具有无创、无辐射、费用低、操作简便等优点的检查方法。

一些研究表明,乳腺腺体密度是独立的乳腺癌危险因素,而且其作为危险因素不仅会导致乳腺癌的发病风险升高,同时会影响钼靶检查的灵敏度,特别是致密型乳腺。

近年来有研究显示,乳腺超声检查的敏感性及准确性均显著优于乳腺X线检查。它是一种交互式、动态和实时的模态。同时超声引导下的活检是实现组织学诊断的主要方法。

38 什么情况下要做乳腺超声检查?

(1)出现乳腺相关症状和体征

● 诊断和定位乳腺肿块。

● 评估特殊症状:如触诊异常、局部或整个乳房疼痛、乳头溢液等,通常还需要结合乳腺钼靶检查、乳腺导管造影。

● 对30岁以上、乳腺可触及肿块的女性首次评估,常规选择乳腺钼靶检查和超声检查联合评估。

(2)其他辅助检查发现乳腺异常或诊断困难

● 乳腺钼靶检查或其他乳腺影像学检查(如MRI、CT)发现异常。

● 乳腺钼靶检查诊断困难，如乳腺致密、结构扭曲、难以显示乳腺包块。

（3）乳腺病变的随访

● 随访以前超声检查中发现的乳腺病变，观察包块稳定性和周期性变化。

● 乳腺癌新辅助化疗中，随访肿块大小、血供、淋巴结等变化。

（4）乳腺外科术前、术后评估

◆ 术前评估

术前评估肿块的位置、大小、数目及引流区域淋巴结受累情况。根据肿块的声像图特征和彩色多普勒血流显像推断肿瘤良恶性，判断困难时行超声引导下穿刺活检。

◆ 术后评估

术后早期可了解局部血肿、积液、水肿等情况。术后定期随访，可检查有无局部复发和淋巴结转移等。

（5）放入假体后的评估

评估假体囊是否完整、有无变形、有无破裂等。

（6）超声引导下介入诊断和（或）治疗

● 超声引导下穿刺组织学检查。

● 对触诊阴性的乳腺肿块，术前体表定位或术前超声引导下乳腺导丝植入定位。

● 为各种介入操作提供超声引导，如超声引导下囊液抽吸术、肿瘤消融术、经皮乳腺肿块微创旋切术等。

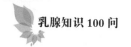

（7）常规体检

● 一般人群筛查。

● 特殊人群：如妊娠妇女，绝经后激素替代治疗的中老年女性。

● 乳腺癌高危人群：具有乳腺癌家族史、乳腺癌个人史、活检显示高危险性等。

39 乳腺超声检查报告如何解读？

《中国抗癌协会乳腺癌诊治指南与规范（2021 年版）》分类标准参照美国放射学会的 BI-RADS 分类法，并结合中国的实际情况制订了以下分类标准。

（1）BI-RADS 0 类　不完全评估，需要结合其他影像学检查

● 临床有体征，超声检查无征象：如临床触及肿块、乳头溢液、皮肤及乳头改变、不对称性增厚。

● 难以鉴别的术后瘢痕及癌肿复发时，在进行钼靶及超声检查后，仍需进行 MRI 检查。

钼靶检查经常使用这个分类，超声检查很少使用这个分类。

（2）BI-RADS 1 类　阴性，无任何异常发现，无须处理

无临床体征，超声检查未见异常表现。乳腺囊性增生病、小叶增生等是这个类别，建议每年复查。

（3）BI-RADS 2 类　良性征象，可以基本排除恶性

建议根据年龄及临床表现确定复查时间。

（4）BI-RADS 3 类　大体为良性，恶性可能 ≤ 2%

6 个月内直径增加 20% 或者出现其他可疑征象，升级为 BI-

RADS 4 类，2～3 年病灶保持稳定可以归入 BI-RADS 2 类。

（5）BI-RADS 4 类　有恶性风险（2%～95%），须活检

这一类别在表现上非常不稳定且有很高的差异性。

BI-RADS 4A 类：低度可疑恶性，用来表述需要介入处置且恶性可能性较低的疾病。

BI-RADS 4B 类：中度可疑恶性，需要组织学诊断。

BI-RADS 4C 类：高度可疑恶性，但不具备 BI-RADS 5 类那样典型的恶性特点。此类包括边界不清、不规则形的实体性肿块或者新出现的、微细的多形性成簇钙化。

一般医生通常会建议 BI-RADS 4 类患者活检，如针吸细胞学检查、空心针穿刺活检、手术活检等。

（6）BI-RADS 5 类　高度怀疑恶性（＞95%）

临床需要采取适当措施。

（7）BI-RADS 6 类　病理证实为恶性，应采取适当措施

主要用于评价活检后的乳腺癌，或监测术前治疗的影像学改变。

40 做了乳腺钼靶检查，还要做超声，是不是过度检查？

很多人认为乳腺钼靶检查结果没问题，乳腺就没问题了，真是这样吗？

在超声检查的过程中，可以观察与结节有关的很多信息，如血流、阻力、与周围组织的关系等，通过对多种信息综合考虑做出诊断。

乳腺腺体密度是独立的乳腺癌危险因素，腺体致密会降低钼靶

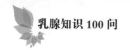

检查的灵敏度，超声检查可以弥补钼靶检查对致密型乳腺不够灵敏的缺陷，可能会检出被致密腺体覆盖的癌组织。

超声补充钼靶检查有两方面的潜在价值，一方面，可以提高乳腺癌检出率，另一方面，可以发现钼靶检查的假阳性结果。钼靶检查假阳性是造成过度检查和不必要活检的主要原因。

钼靶检查与超声检查各有专长，二者互相配合，可以做到全面诊断，不易遗漏，同时避免过度检查和不必要的活检。

41 乳腺 MRI 没有报告乳腺癌，是不是就可以排除乳腺癌了？

MRI 是乳腺最敏感的影像学检查。有报道显示乳腺 MRI 对浸润性乳腺癌的敏感性可达 90% 以上，即如果 MRI 没有报告乳腺癌，可以排除乳腺癌的诊断。

乳腺 MRI 与钼靶检查、超声检查相比，优势在哪里？

多参数、多方位成像是乳腺 MRI 的特点和优势，其中 T_2WI（MRI 的基础序列）可以对一些特殊肿瘤（囊肿、黏液癌、纤维腺瘤黏液变）进行鉴别诊断，弥散序列可以观察水分子的运动情况，动态增强扫描可以提供肿瘤的血供信息。对于已经明确诊断乳腺癌的患者，MRI 对显示病灶的大小、数量、受累范围及周围组织受侵犯的情况均优于其他影像学检查。MRI 对术前病变范围判定的准确性高于乳腺钼靶。对于初诊乳腺癌的患者，首次 MRI 结果可以作为治疗前的基线，便于评估疗效。

常规超声对于乳腺癌的诊断敏感性为 82% ～ 95.7%，特异性为 81.4% ～ 89%。乳腺钼靶对乳腺癌的敏感性为 67.8% ～ 81%，特异性为 75% ～ 91.4%。乳腺 MRI 对乳腺癌的敏感性高达 97.1% ～ 100%。乳腺 MRI 能够发现临床上触诊阴性或乳腺钼靶不能检出的病灶。

42 哪些人需要做乳腺 MRI？哪些人不能做 MRI？

乳腺 MRI 的优势在于敏感性高，能显示多病灶、多中心病灶，并能同时显示肿瘤与胸壁的关系、腋窝淋巴结转移情况等，为制订手术方案提供更可靠的依据。缺点在于特异性中等、假阳性率高、对微小钙化显示不佳、检查时间长、费用昂贵。因此不作为首选检查方法。

（1）哪些人需要做乳腺 MRI？

◆ 检出病变或确诊困难

MRI 是多参数、多平面成像，对于病变的检出和明确分期明显优于钼靶检查和超声检查。在乳腺钼靶检查和超声检查检出病变或确诊困难的时候，需要 MRI。

◆ 确定乳腺癌分期

MRI 对乳腺癌有高敏感性，能发现其他影像学检查不能发现的多病灶和多中心病灶，有助于显示和评价肿瘤对皮肤、筋膜、胸大肌及胸壁的侵犯情况。

◆ 评估新辅助治疗效果

对于确诊乳腺癌需进行新辅助治疗的患者，在新辅助治疗前、治疗中和治疗结束手术前行 MRI 有助于评估治疗效果，对治疗后残余病变范围的判断也较常规影像学检查更精准。

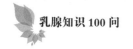

◆ 隐匿性乳腺癌

对于腋窝淋巴结转移而原发灶不明者，如临床检查、钼靶检查及超声检查都未能明确原发灶，乳腺 MRI 有助于发现隐匿病灶，确定位置和范围，以便进一步治疗。

◆ 保乳术前后

保乳术前 MRI 可以更为精准地确定病灶范围。保乳术后随访，MRI 较常规影像技术更有利于评估肿瘤复发和术后瘢痕，评估肿块切除术后切缘阳性患者的残留病灶。

◆ 高危人群筛查

因 MRI 具有很高的敏感性，建议高危人群每年进行 MRI 筛查。

高危人群对放射线敏感，不适合乳腺钼靶检查，而 MRI 能发现早期的导管原位癌，且没有辐射损伤。

◆ 评估假体

MRI 评估假体具有明显的优势，不需要压迫乳房就可以判断假体的材质，还可以三维成像，观察假体的位置、是否完整、有无破裂、囊内破裂还是囊外破裂等。因为假体信号与乳腺实质信号完全不同，所以 MRI 可以清楚显示乳腺实质，便于发现假体植入后有无可疑癌灶。

◆ 引导穿刺活检

MRI 引导下的穿刺活检适用于仅在 MRI 上发现，在超声与钼靶检查中不能发现的病灶。

乳腺 MRI 检查前做好注意事项的解释和患者安抚工作。

最佳检查时间：由于正常乳腺组织在月经周期的分泌期强化最为显著，因而推荐 MRI 检查尽量安排在月经周期的第 2 周（第 7 ～ 14 天）进行。

（2）哪些人不能做 MRI？

● 妊娠期妇女。

● 体内装有起搏器、金属夹等物质及其他不能接近强磁场物质者。

● 幽闭恐惧症者。

● 对任意 MRI 对比剂如钆螯合物过敏者。

43　如何解读乳腺 MRI 报告？

细心的朋友发现，乳腺 MRI 报告也有 BI-RADS 分类。BI-RADS 分类法将乳腺病变分为 0～6 类，用来评价乳腺病变良恶性程度。

（1）BI-RADS 0 类　不完全评估，需要结合其他影像学检查

一般 MRI 检查后较少用此类别。但在一些特殊的情况下，如患者在扫描过程中移动，图像质量达不到诊断要求，需要重复 MRI 检查。

（2）BI-RADS 1 类　阴性，无任何异常发现，无须处理

BI-RADS 1 类是正常表现，无须处理。

（3）BI-RADS 2 类　有良性发现，恶性可能为 0

注意：对于高风险人群，即使 MRI 筛查结果为 BI-RADS 1 类或 BI-RADS 2 类，仍应每年进行 MRI 和钼靶检查。

（4）BI-RADS 3 类　大体良性，恶性可能 ≤ 2%

与恶性病变有很大区别，具有很大的可能性为良性病变，建议短期随访。研究数据表明短期随访是有效的。

如 2～3 年保持稳定，BI-RADS 3 类病变可归到 BI-RADS 2 类，

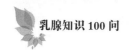

随访期间出现异常需要归入 BI-RADS 4 类。

（5）BI-RADS 4 类　有恶性风险（2% ~ 95%），须活检

BI-RADS 4 类分为：BI-RADS 4A 类（2% ~ 10%）、BI-RADS 4B 类（10% ~ 50%）、BI-RADS 4C 类（50% ~ 95%）。诊断标准基于形态学、动态时间－信号强度曲线、弥散成像等序列综合评价。

可疑的肿块：形态边缘不规则、毛刺、不均匀或环形强化。可疑的非肿块：线段或节段性分布，集簇状、簇环状强化。在没有同期腋窝、胸壁、手臂等部位皮肤感染和炎症，且排除乳腺癌外其他恶性肿瘤转移的前提下，腋窝出现肿大淋巴结，也划为 4 类。

（6）BI-RADS 5 类　高度怀疑恶性

结合 MRI 多参数成像及多个征象，谨慎判断。MRI 提示恶性而活检显示为良性的情况下，建议重复、多灶、及时活检。

（7）BI-RADS 6 类　已经病理证实为恶性

主要用于术前分期。肿物成功切除后，如见残留病灶、新发病灶及其他多灶性病灶，按照 BI-RADS 分类标准重新分类。

44　数字化乳腺断层摄影技术是什么？

数字化乳腺断层摄影（digital breast tomosynthesis，DBT）作为一种三维断层成像技术，在短暂的扫描时间内完成一系列不同角度静止乳腺摄影，然后将获得的影像重建，并以电影的方式显示或仅显示需要的某一层影像。DBT 的成像原理早在 20 世纪 30 年代就已出现，但直到几十年后，随着平板探测器的发展、计算机重建以及后处理算法的进步，才得到飞跃发展。相对于传统的数字 X 线摄影技

术，DBT 能够通过一系列不同角度的快速摄影，获取不同角度下的低剂量摄影数据，同时重建出与探测器平面平行的乳腺任意层面的影像。

（1）DBT 可以提高诊断的敏感性和特异性

与传统的数字 X 线摄影相比，DBT 可以显著减少甚至消除腺体组织重叠所带来的影响，因而具有更高的敏感性和特异性。

亚洲女性以致密型乳腺居多，而 DBT 对致密型乳腺中的肿块、扭曲结构、非对称性致密等非钙化病变的检出具有独特的优势。DBT 诊断乳腺良恶性病变的能力明显优于传统的数字 X 线摄影。

（2）通过合成二维影像的应用，DBT 可以降低辐射剂量

任何筛查项目的效益 - 成本中都必须考虑辐射剂量。DBT 的成像过程包括一系列低剂量的摄影，每次摄影的辐射剂量均为常规乳腺摄影的 5% ～ 10%。DBT 联合乳腺钼靶检查，将使女性在常规乳腺筛查中接受的辐射剂量增加，但总辐射剂量仍然符合相关标准。研究发现，乳腺钼靶检查、DBT 或乳腺钼靶检查 +DBT 联合成像的辐射剂量低于普通人群每年接收的自然界中的辐射。研究表明相对于 DBT 辐射带来的风险，其对乳腺癌筛查敏感性和准确性的提高会带来更大的收益。

目前 DBT 并不能单独地应用于诊断，仍需联合乳腺钼靶检查，这导致了辐射剂量的增加。为了解决这一问题，产生了合成二维影像技术，其原理是计算机根据乳腺三维断层摄影数据，重建合成二维影像。合成二维影像技术的出现，不但缩短了检查时间、明显降低了辐射剂量，还使得 DBT 能够单独应用于诊断成为可能。

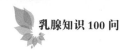

45 什么是对比增强能谱乳腺 X 线摄影?

2011 年,FDA 批准了一项新的乳腺 X 线诊断技术——对比增强能谱乳腺 X 线摄影(contrast enhanced spectral mammography,CESM)。该技术是利用肿瘤微血管对对比剂摄取能力的差异,对注射对比剂后的乳腺组织进行高低能曝光,经图像后处理技术获取乳腺减影图像的一种检查方法。与单独的乳腺 X 线摄影相比,CESM 提供的形态学和生理学信息在诊断乳腺癌方面显示出优异的灵敏性和特异性。

对比增强能谱乳腺 X 线摄影是一种非常有诊断价值的方法,可以为乳腺病变提供准确的 BI–RADS 分类。

46 什么是乳腺导管造影?

乳腺导管造影是一项极具临床诊断意义的辅助检查,主要用于乳腺导管病变,对不伴有乳腺肿块的单乳管溢液,特别是血性溢液,具有重要的临床意义。肿瘤多位于 1 ～ 2 级乳腺导管内,表现为单发或多发的局限性圆形、椭圆形充盈缺损,可见远端导管扩张或梗阻现象。在主导管梗阻处可见杯口状肿块影,管壁光滑,无外浸润现象。在分支导管中主要为单个导管截断现象。乳腺导管造影可鉴别囊性增生或癌肿,还能发现同一导管系统内其他性质的病变。

方法:常规消毒乳头及周围皮肤,找准溢乳导管开口,用钝头细针轻轻插入病变导管,避免刺破导管,进针 1 ～ 2cm 后,注入碘对比剂,然后进行钼靶检查。注意勿将空气推入。

哪些人需要做乳腺导管造影?哪些人不能做呢?

需要做乳腺导管造影:病理性乳头溢液者。

不能做乳腺导管造影：处于急性炎症期、妊娠期、哺乳期者及对对比剂过敏者。

47 乳腺钼靶检查辐射剂量大吗？

临床工作中，经常遇到患者对乳腺钼靶检查有各种担心，怕痛，还怕接受辐射变成癌。

乳腺钼靶检查的辐射剂量大吗？下面我们介绍一下乳腺钼靶检查的辐射剂量及常见放射科检查的辐射剂量。

（1）辐射本身并没有传闻中那么可怕

实际上，我们无时无刻不在接受辐射，晒太阳、玩手机、抽烟都会有辐射。电离辐射从来源上可以分为天然辐射和人造辐射。天然辐射主要来源于宇宙射线和地壳中的放射性核素。我们只要在地球上生活，就无时无刻接受来自自然界的天然辐射，这是人类接受电离辐射的主要来源。人造辐射主要见于医疗照射、核反应堆、人造同位素等，生活中常见的是机场和地铁入口处的安检仪。其中医疗照射居于首位，包含X线检查、CT检查、核医学检查、放射治疗等。

根据我国《电离辐射防护与辐射源安全基本标准》规定，职业照射有效剂量限值为每年不超过50mSv且5年累积不超过100mSv[1]，这意味着辐射暴露的有效剂量在这个范围内一般是可以接受的。

（2）辐射的生物效应

辐射对人体的损伤机制主要为通过电离DNA的原子结构破坏分

---

[1]　此标准适用于实践所引起的照射，不适用于医疗照射，但可以作为参考。

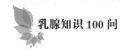

子键和 DNA，甚至导致细胞死亡。电离过程中产生的自由基也可能参与了细胞的破坏过程。但这并不是说，只要暴露于辐射就一定产生非常危险的结果。

辐射对人体的损伤主要受以下几个方面的影响：暴露于辐射的剂量、方式、部位、时间以及辐射的类型等。以剂量为例，在核设施灾难等大剂量辐射暴露情况下，可能出现急性放射病甚至死亡，这种大剂量相关的效应相对明确，超过一定剂量后导致的损伤严重程度和辐射剂量相关，称为确定性效应；而在任何辐射剂量下还可发生随机效应，可改变细胞基因组，使受累细胞的分化和功能发生变化。

（3）常见影像学检查辐射剂量

表 3-2 为常见影像学检查对成人辐射的有效剂量参考值。

表 3-2　常见影像学检查对成人辐射的有效剂量参考值

部位	影像学检查	平均有效剂量 /mSv
四肢脊柱	双能 X 线吸收法测骨密度	0.001
	手 / 足平片	0.001
	膝关节平片	0.005
	肩关节平片	0.01
	髋关节平片	0.7
	脊柱平片	1.4
	脊柱 CT	8.8
	骨扫描	6.3
口腔头颅	口腔全景 X 线	0.001
	牙 CT	0.2
	头颈部 CTA	14

续表

部位	影像学检查	平均有效剂量 /mSv
胸部	乳腺钼靶检查（2 个体位）	0.4
	胸片（正位）	0.02
	胸片（正侧位）	0.1
	低剂量胸部 CT（男性）	1.6
	低剂量胸部 CT（女性）	2.1
	胸部 CT 平扫	8
	肺通气灌注扫描	2.2
	冠状动脉造影	5
	冠状动脉 CTA	16
	主动脉 CTA	24
腹盆部	腹部平片	0.7
	腹部 CT	8
	盆腔 CT	6
全身	PET	14

从表中可以看出，乳腺钼靶检查的平均有效剂量为 0.4mSV，而实际临床工作中的辐射剂量一般会小于该值。一次钼靶检查的辐射剂量相当于坐一次长途飞机或海边暴晒一天所接受的辐射剂量。所以，理论上讲，每年一次的钼靶检查不会对我们的身体造成危害。

48 进行乳腺钼靶检查后多久可以怀孕？真的要 3 个月吗？

妊娠期女性作为一类特殊人群，日常生活需小心谨慎，因此"有备孕打算的，不能进行胸部 X 线等检查；如果做了 X 线检查最好 3 个月内别要孩子"等观点在普通人群中广为流传。那是否真要 3 个

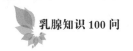

月呢？

辐射对人体的作用主要受以下几个方面的影响：辐射剂量、辐射方式、暴露部位、辐射时间以及辐射类型等。不同的细胞、组织、器官和个体对辐射有着不同的敏感性。人体的生精细胞和卵细胞对电离辐射较为敏感，在短时间内接受大剂量辐射或者长期接受小剂量的辐射，可能导致不育，甚至还会增加胎儿畸形的风险。那是不是放射检查都该禁止呢？实际上，X线对人类产生的不良影响存在一定的作用阈值。也就是说，超过阈值，损害程度与剂量成正相关，而在这个剂量之下，主要是随机效应，表现为远期癌症的发生率。

表3-3为急性单次照射阈值和多次照射累积阈值。

表3-3　急性单次照射阈值和多次照射累积阈值

组织与效应		急性单次照射 阈值 /mSv	多次照射累积 阈值 /mSv
睾丸	精子减少	150	无意义
	永久性不育	3500	无意义
卵巢	永久性不孕	2500～6000	6000
眼晶体	混浊	500～2000	5000
	视力障碍	5000	＞8000
骨髓	血细胞暂时减少	500	无意义
	致死性再生不良	150	无意义

从表3-3我们可以看出，引起男性精子减少的单次照射阈值为150mSv，永久性不育的单次照射阈值为3500mSv，而卵巢永久性不孕的单次阈值为2500～6000mSv，而常见放射影像学检查的剂量远低于对人体产生不良影响的阈值。那么为什么会有3个月这个说法呢？女性每个月会排卵，左右卵巢轮流排卵。人体有修复功能，即

使发生了随机性损伤，3个月后排出的卵泡已经是重新代谢修复的。男性精子数量庞大，更新速度快，而且每天都有新的精子产生。备孕期间的男性和女性不必担心正规X线检查，尤其是非盆腔部位的检查。即使在意外或不知情的情况下接受了X线检查，也不必过于紧张。但如果进行肿瘤放疗、盆腔的介入放疗，或者短时间内多次进行X线检查，应请临床医生与放射学专家共同评估风险。

虽然正规的X线检查没有较大影响，但为了尽可能地降低风险，可以将非紧急影像学检查安排在月经周期的最初10天（卵泡期）。而备孕期女性或怀疑妊娠的女性，在接受X线检查前，请务必告知医生。如果有必要，优先考虑超声或MRI检查替代。但是当因为外伤或其他疾病必须进行X线检查或CT等时，请与放射科工作人员沟通，听从专业人士的意见，将辐射的风险尽可能降到最低。

49 妊娠期进行了X线检查，会影响宝宝吗？

X线是一种波长极短、能量很大的电磁波，主要危害是使机体组织产生电离效应。

大多数情况下，X线检查、CT以及核医学成像检查带来的辐射暴露远远低于可以对胎儿产生危害的阈值。

如果这些检查有必要和超声或MRI结合来诊断疾病，不应拒绝。

对于高于常规暴露剂量的罕见情况，需告知患者相关风险并针对胎儿结构异常和生长受限等，进行个性化的影像学产前检查和诊断。

考虑胚胎着床前X线暴露的全和无效应，那些受精后2周内暴露于X线，且已成功怀孕的女性，无须过于担心胎儿安全。

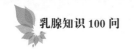

电离辐射暴露是否致癌仍不清楚，但目前认为其致癌风险极小。因此，不能仅因为孕妇接受了 X 线检查，就建议其终止妊娠。

如果孕妇需要多次接受有电离辐射效应的影像学检查，应咨询放射学专家，计算胎儿将接受的总放射剂量，进而评估并决定后续处理。

50 哺乳期进行了影像学检查，是否需要中断哺乳？

外源性电离辐射（如 X 线检查、CT）对乳汁无影响，受检者不需要中断哺乳。

含放射性核素的化合物可以被分泌至乳汁中，同一化合物在乳汁中的分泌量也因人而异。由于有些放射性核素可产生有害影响，因此，哺乳期女性应咨询核医学专家。

传统观念认为，哺乳期女性接受经静脉碘造影剂检查后应中断哺乳。实际上碘造影剂为水溶性，乳汁中的分泌量不足血液中的1%，且婴儿通过胃肠道吸收的剂量也少于乳汁中的1%，所以，使用碘造影剂后不需要中断哺乳。

钆造影剂分泌到乳汁中的量不足血液中的0.04%，且只有不足乳汁中1%的比例可能被婴儿胃肠道吸收。因此，使用钆造影剂后不需要中断哺乳，目前也没有其损害婴儿健康的报道。

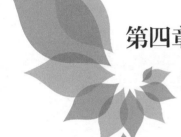

第四章

乳腺癌相关基因检测

51 *BRCA* 基因是什么？乳腺癌与 *BRCA* 基因有何关系？

（1）*BRCA* 基因是什么？

BRCA 基因包括 *BRCA1* 和 *BRCA2*，分别于 1990 年和 1994 年被发现。最初发现它们与遗传性乳腺癌相关，所以被命名为乳腺癌 1 号（breast cancer 1，*BRCA1*）基因和乳腺癌 2 号（breast cancer 2，*BRCA2*）基因。*BRCA1*、*BRCA2* 分别位于人体第 17 号染色体和第 13 号染色体上。

BRCA1 和 *BRCA2* 是恶性肿瘤抑制基因，具有阻止肿瘤发生的作用。它们参与 DNA 同源重组和损伤修复，能维持基因组的稳定性，让细胞正常生长。而一旦 *BRCA1* 或 *BRCA2* 基因发生突变，受损的 DNA 将无法修复。如果这种基因组的不稳定不断积累，就容易诱发肿瘤。*BRCA* 的胚系突变，还有遗传给子代的风险。

（2）乳腺癌与 *BRCA* 基因有何关系？

BRCA 基因突变者罹患乳腺癌和卵巢癌的风险显著升高，且在较年轻时就会患乳腺癌。在一项大型研究中，被确诊为乳腺癌的中位年龄在 *BRCA1* 基因突变者中为 40 岁，在 *BRCA2* 基因突变者中为 43 岁。*BRCA1* 基因突变者患乳腺癌风险为 65%～81%，患卵巢癌风险为 24%～40%；*BRCA2* 基因突变者患乳腺癌风险为 45%～85%，患卵巢癌风险为 11%～18%。不论男性还是女性，*BRCA2* 基因突变可能增加患其他癌症的风险，包括胰腺癌、前列腺癌、黑色素瘤、胃癌、食管癌和胆管癌等。

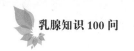

52 乳腺癌患者为什么要做 *BRCA* 基因检测?

BRCA 基因检测有助于明确是否有家族遗传性突变以及相关亲属的患病风险、罹患第二原发性乳腺癌 / 卵巢癌的风险,有助于制订进一步随访或预防治疗的策略。

BRCA 基因检测结果可以指导治疗方案的制订,*BRCA* 基因突变的患者对于铂类化疗和 PARP 抑制剂靶向治疗更加敏感。

BRCA 基因检测可以给医生提供更多的参考,评估复发的可能性和随访的时间间隔。

什么样的乳腺癌患者特别需要进行 *BRCA* 基因检测?

《中国乳腺癌患者 *BRCA1/2* 基因检测与临床应用专家共识》推荐以下乳腺癌患者进行 *BRCA* 基因检测。

◆ ≤ 40 岁发病者

◆ ≤ 50 岁发病者,伴有以下情况

第二原发性乳腺癌。

满足 ≥ 1 项以下家族史标准:① ≥ 1 位血缘近亲有任何年龄发病的乳腺癌史;② ≥ 1 位血缘近亲有胰腺癌史;③ ≥ 1 位亲属有前列腺癌史(Gleason 评分 ≥ 7);④未知或有限的家族史。

◆ ≤ 60 岁发病,三阴性乳腺癌者

◆ 所有男性乳腺癌患者

◆ 任何年龄发病,同时满足 ≥ 1 项以下家族史标准

① ≥ 1 位血缘近亲 ≤ 50 岁发病的乳腺癌史;② ≥ 2 位血缘近亲有任何年龄发病的乳腺癌史;③ ≥ 1 位血缘近亲有卵巢癌史;④有三级亲属患有乳腺癌和(或)卵巢癌,同时有 ≥ 2 位血缘近亲患有乳腺癌(其中至少有 1 位 ≤ 50 岁)和(或)卵巢癌;⑤血缘近亲有男性乳

腺癌家族史；⑥≥2位血缘近亲有任何年龄发病的胰腺癌史和（或）前列腺癌史（Gleason 评分≥7）；⑦有已知的家族型致病性 *BRCA1/2* 基因突变。

 如 *BRCA* 基因检测呈阳性，乳腺癌患者本人、未患病者及家庭成员该如何应对？

（1）对乳腺癌患者的影响

◆ **对全身治疗方案的影响**

BRCA 基因检测结果可以指导治疗方案的制订。

除了同侧复发的风险外，*BRCA1* 基因突变的乳腺癌患者对侧乳腺癌风险高达 43.4%，而 *BRCA2* 基因突变者有高达 34.6% 的发病风险。在年龄较小的确诊女性中，这种风险呈指数级增长。

（2）对未患病者（*BRCA* 基因突变携带者）的影响

BRCA 基因突变者应进行更早和更频繁的筛查，建议：①从 18 岁开始每个月乳房自检；②从 25 岁开始每半年临床乳腺检查；③ 25～30 岁每年交替进行乳腺 MRI 与乳腺钼靶检查；④考虑能降低风险的双侧乳腺切除术；⑤对已经完成生育的 35～40 岁女性推荐能降低风险的输卵管 – 卵巢切除术。

对于携带 *BRCA* 基因突变的健康人群，预防性切除可以减少肿瘤的发生风险。但考虑我国群体 *BRCA* 基因突变数据不够完善、预防性切除术接受程度有限以及存在手术相关并发症，总体原则为慎重，建议 *BRCA* 基因突变者重视乳腺癌筛查，可考虑行预防性双侧乳腺切除术。

肿瘤抑制基因 *BRCA1* 和 *BRCA2* 的突变使男性和女性携带者患

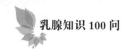

其他癌症的风险增加，特别是胰腺癌、黑色素瘤、结直肠癌和其他胃肠道肿瘤。一些文献和调查研究支持考虑以下额外的检测方法。①胰腺：每年1次的内镜检查，开始于50岁或比确诊胰腺癌的家庭成员年龄早10年。②黑色素瘤：每年1次全身皮肤和眼部检查。③结直肠癌：从50岁开始，持续到75岁。每年1次粪便隐血检测。每5年1次乙状结肠镜检查或每10年1次结肠镜检查。

（3）对家庭成员的影响

携带 *BRCA* 胚系基因突变的女性，其家庭成员应考虑乳腺癌发病风险，并进行遗传测试，如果结果为阳性，应讨论风险管理。

（4）对于 *BRCA* 基因突变男性的建议

从35岁开始，学会乳房自检。

从35岁开始，每年做1次临床乳腺检查。

从45岁开始，推荐：① *BRCA2* 携带者进行前列腺癌筛查；② *BRCA1* 携带者可考虑前列腺癌筛查。

54 携带 *BRCA* 突变基因还能生育吗？ *BRCA* 突变基因是否会遗传给后代?

（1）携带 *BRCA* 突变基因还能生育吗？

大约12%的40岁以下女性乳腺癌发生与 *BRCA1* 和（或）*BRCA2* 的生殖系有害突变有关。这些患者的卵巢储备和生育能力可能降低。研究结果显示，*BRCA* 突变的乳腺癌患者在确诊乳腺癌后妊娠是相对安全的，妊娠并不会造成预后变差，可顺利生产。

（2）*BRCA* 突变基因是否会遗传给后代?

BRCA 突变基因为常染色体显性遗传，后代有非常大的概率携带突变基因，父母一方携带突变基因，则子女的概率至少为 25%；而如果父母双方都携带突变基因，则子女携带突变基因的风险至少为 50%。因此，携带 *BRCA* 突变基因的患者生育前，尽量进行遗传咨询，规避致病基因的不断传递。如通过第三代试管婴儿技术，对胚胎提前进行筛查，将不会使携带致病突变基因的胚胎移植入母亲子宫，再进行妊娠，避免生产携带某种特定家族高风险致病基因如 *BRCA* 突变基因的宝宝。

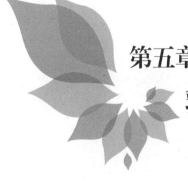

第五章

乳腺癌常见知识问答

为什么城市女性乳腺癌发病率比农村女性高？

城市女性与农村女性可能在生活方式、生活环境、工作压力等方面有所不同。

（1）生活方式

首先，随着经济生活水平的提高，城市女性有更多的可能摄入高热量、高蛋白、高脂肪食物，而长期且频繁地摄入这类食物容易引起肥胖，诱发乳腺癌。已有研究显示，脂肪细胞内含有一些可以将雄激素（如睾酮）转化为雌激素的关键酶，脂肪越多，产生的雌激素就越多，一定程度上促进了乳腺癌细胞的生长。而农村女性在日常饮食方面更多选择当地的新鲜食物，且在外就餐的机会相对较少，饮食结构相对健康。

随着城市的高速发展，很多女性从事中高强度的工作，缺乏运动，这也增加了乳腺癌发病率，而农村女性日常运动量往往较大。

（2）生活环境

据报道，大量接触交通污染和乳腺癌间很可能具有因果关系。而城市女性接触交通污染的概率较农村女性更大。

此外，有调查显示，医疗、化工、美容美发等行业的女性患乳腺癌的概率明显高于其他女性，这或许与工作中经常接触致癌物质有关。

（3）工作压力

很多乳腺癌患者是职业女性，长期高强度的工作给女性带来了巨大的压力，同时也给了乳腺癌可乘之机。

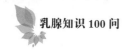

（4）生理因素

女性的第一次足月妊娠可以导致乳腺上皮细胞发生一系列变化而趋于成熟，使得乳腺上皮细胞具有更强的抗基因突变能力，同时产生大量孕激素。孕激素对于保护乳房健康有一定作用，怀孕、分娩、哺乳大大增强了女性的抗病能力，这对于预防乳腺癌很有利。

从未生育的女性则未经历这一变化，患癌风险大大增加。有数据显示，从未生育的女性患乳腺癌的危险性比已生育的女性高 30%；35 岁以上的妊娠初产妇患乳腺癌的相对危险性是 30 岁以下妊娠初产妇的 3～4 倍；未哺乳的女性患乳腺癌的危险性比哺乳女性高 1.5 倍以上。

56 哪类人群是乳腺癌的高风险人群？有哪些筛查建议？

（1）《中国女性乳腺癌筛查指南（2022 年版）》对乳腺癌高风险人群的定义

● 有乳腺癌家族史，如果母亲或姐妹中有一人或以上患乳腺癌，那么本人患乳腺癌的概率较大。主要判断内容如下：①一级亲属有乳腺癌史或卵巢癌史；②二级亲属 50 岁前患乳腺癌有 2 人及以上；③二级亲属 50 岁前患卵巢癌有 2 人及以上；④至少 1 位一级亲属携带 BRCA1/2 突变基因。

● 40 岁以前被诊断为乳腺导管增生、小叶不典型增生或小叶原位癌。

● 一侧曾患乳腺癌，则对侧患乳腺癌概率比正常人高 57 倍。

● 既往胸部放疗史（30 岁以前累积放射剂量达 10Gy）。

（2）《中国女性乳腺癌筛查指南（2022年版）》中高风险人群乳腺癌筛查建议

◆ **携带乳腺癌易感基因的健康女性**

● 对携带高外显率易感基因（*BRCA1*、*BRCA2*、*CDH1*、*PALB2*、*PTEN*和*TP53*）的健康女性推荐：①18岁开始对乳腺定期自检；②25～29岁，在自检和医生检查（6～12个月1次）的基础上，每年1次乳腺超声检查；③30～75岁，在自检和医生检查（6～12个月1次）的基础上，每6个月1次乳腺超声检查，每年1次乳腺钼靶检查（*TP53*突变除外）或乳腺MRI，交替进行；④75岁以上人群考虑个体化筛查方案。

● 除高外显率基因以外，对于其他易感基因，需结合基因类型以及家族史综合考虑，筛查的强度介于携带高外显率易感基因的健康女性和其他高风险人群之间。

◆ **不携带乳腺癌易感基因的其他高风险人群**

①18岁开始定期乳房自检；②从确定为高风险人群开始，在自查的基础上每6～12个月医生检查1次；③于家族中乳腺癌最小发病年龄前10年或确定为高风险人群开始，≥25岁，在自检和医生检查（6～12个月1次）的基础上，每年1次乳腺超声检查；④50岁以后每年1次乳腺钼靶检查，必要时增加乳腺MRI检查。

57 乳腺癌的非遗传危险因素有哪些？

（1）年龄

患乳腺癌的风险随着年龄的增长而增加。与老年女性相比，患乳腺癌的年轻女性可能有更短的无病生存期和总生存期，并表现出

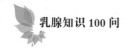

更具侵袭性的生物学特征。

（2）与女性激素有关

大多数乳腺癌的发生与女性激素有关，因此，任何增加这些激素的因素都是潜在的危险因素。特别是与卵巢产生的内源性雌激素增加有关的生殖因素，如月经初潮年龄小、绝经年龄大、独身、初产年龄大等，都是公认的乳腺癌危险因素。同样，接触外源性激素（如更年期激素治疗或口服避孕药）的女性患病风险也会增加。

（3）生活方式

生活方式与乳腺癌发生也有关。据研究，饮酒或肥胖与乳腺癌风险有关。

（4）乳腺钼靶密度

乳腺钼靶密度单独或结合其他危险因素，与乳腺癌发生有关。百分比密度区是最常见的乳腺钼靶密度测量指标。据报道，乳腺钼靶有75%以上致密区域的女性相较普通女性患乳腺癌的风险增加4～6倍。

（5）乳腺疾病

增生性乳腺疾病与乳腺癌风险增加有关。无异型性的增生性乳腺疾病，包括导管增生、导管内乳头状瘤、硬化性腺病和纤维腺瘤，轻度增加乳腺癌的发生风险。不典型增生，包括导管和小叶的不典型增生，通常是在乳腺钼靶检查中偶然发现的，使乳腺癌发生风险大大增加。无论是同侧还是对侧，有小叶异型性的女性患乳腺癌的风险比一般人群显著增加。

58 乳腺癌的遗传危险因素有哪些?

(1)乳腺癌个人史

乳腺癌个人史是发生第二原发性同侧乳腺癌或对侧乳腺癌的重要危险因素。事实上,乳腺癌幸存者发生最多的癌症是对侧乳腺癌,平均年发病率为 0.13%。

(2)乳腺癌家族史

如果一名女性有乳腺癌家族史,则她患乳腺癌的风险就会增加。与没有乳腺癌家族史的女性相比,有母亲 50 岁前被诊断为乳腺癌的女性相对危险度为 1.69,母亲 50 岁以后被诊断为乳腺癌的女性相对危险度为 1.37。与没有乳腺癌家族史的女性相比,姐妹 50 岁前被诊断为乳腺癌的相对危险度为 1.66,姐妹 50 岁以后被诊断为乳腺癌的相对危险度为 1.52。

59 肥胖会增加患乳腺癌的风险吗?

肥胖与多种癌症的发生风险增加有关,如子宫癌、胆囊癌、肾癌、肝癌、宫颈癌和大肠癌等。

肥胖与癌症最明显的关联体现在绝经后超重或肥胖的女性患子宫癌和乳腺癌的风险增加,这与雌激素水平升高有关。在绝经前,雌激素主要由卵巢细胞产生,脂肪细胞也可产生雌激素。绝经后,卵巢停止产生雌激素,脂肪细胞成了雌激素的主要来源。有研究证实绝经后超重或肥胖可导致女性雌激素水平升高。超重或肥胖是绝经后激素受体阳性乳腺癌的一个已知危险因素。

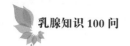

临床上，常用体重指数（body mass index，BMI）来衡量人体肥胖程度及是否健康。

$25kg/m^2 < BMI \leqslant 30kg/m^2$ 的女性，比正常体重的女性罹患乳腺癌风险高 17%。

$30kg/m^2 < BMI \leqslant 35kg/m^2$ 的女性，患乳腺癌的风险比正常体重的女性高 37%。

$BMI > 35kg/m^2$ 的女性，患乳腺癌的风险比正常体重的女性高 58%。

与正常体重乳腺癌患者相比，肥胖（$BMI \geqslant 30kg/m^2$）乳腺癌患者总体死亡率的合并相对风险为 1.41，超重（$25kg/m^2 \leqslant BMI < 30kg/m^2$）乳腺癌患者总体死亡率的合并相对风险为 1.10。可见，乳腺癌患者的 BMI 越大，死亡风险越高。

研究人员分析了 BMI 与乳腺癌女性患者罹患第二原发性肿瘤风险之间的关系，发现 BMI 升高与乳腺癌女性患者罹患第二原发性肿瘤的风险显著相关。

想要降低肥胖带来的乳腺癌发生风险增加、乳腺癌相关的死亡风险增加，最重要的方法就是减轻体重。减轻体重其实很简单，就是增加体育锻炼和加强饮食控制。

60 出现哪些征象时要高度怀疑乳腺癌？

今年王小姐单位体检，同事张姐查出乳腺癌。张姐洗澡时摸到左侧乳房有个肿块，没有疼痛与其他不舒服，就没有在意。结果这次体检时，被诊断为乳腺癌。王小姐紧张起来了，找到乳腺科医生，询问出现哪些征象时要高度怀疑乳腺癌。

（1）硬肿块

是最常见的症状，约占 90%，多为单发，质地坚硬、边缘不规则、表面欠光滑，大多数为无痛性肿块，也可伴有不同程度的疼痛。这种肿块摸起来往往比较硬且无法移动，就像是柠檬里的种子一样。

（2）某一区域变厚

指的是乳房皮肤的某一区域变厚，或者某个地方有明显的肿块。这和上面说的硬肿块不一样，但同样值得留意。这有可能发生在月经期和哺乳期，如果变厚的区域或肿块在月经期、哺育期后没有消失或者继续变大，则有可能是乳腺癌的表现。这种变厚有可能是癌细胞阻碍了胸部正常的血液循环和淋巴循环引起的，也有可能是肿瘤在表层皮肤下变大。

（3）凹陷（酒窝征）

如果在乳房上发现酒窝一样的凹陷，首先不要惊慌，先检查一下有没有可能是衣服太紧造成的。如果确定凹陷不是衣服太紧造成的，而且一直不消退，那就需要警惕这是否是乳腺癌的表现。肿瘤侵犯乳腺 Cooper 韧带，引起皮肤粘连凹陷，表现为酒窝征。想要看得清楚的话，可以把手臂举过头顶，然后观察乳房皮肤是否正常，凹陷能否看清。

（4）肿块、凸起

有时候一些非癌症性的肿块也会长在乳房皮肤表层下，引起凸起。不是所有的肿块、凸起都是癌症导致的，有些可能只是囊肿，是良性的或完全无害的。很多女性都会有这样的肿块、凸起。如果你一直担忧，那最好去看一下医生。

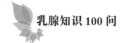

（5）形状、大小发生变化

对于大多数人来说，两侧乳房形状、大小有不同是很正常的。有时候哺乳会引起两侧乳房大小的变化。如果突然出现了某侧乳房大小发生变化、变平、肿大、下垂，并且在月经期结束后依然没有复原，那这就有可能是乳腺癌的表现，需要高度警惕，进一步就医检查。

（6）橘皮样变

指的是乳房周围的皮肤像橘子皮上的褶皱一样，是癌细胞阻塞淋巴管的表现。

（7）乳头凹陷

乳头情况比较多样，每个人可能都不太相同。如果发现自己的乳头突然变平或者凹陷了，就必须留意了。肿瘤侵犯乳头或乳腺大导管时，可引起乳头回缩、凹陷。

（8）乳头皮肤变硬

乳头皮肤变硬有可能是一种正常的生理现象，也有可能是乳腺上皮内癌的表现。乳腺上皮内癌的其他表现为乳头皮肤瘙痒、糜烂、破溃、结痂、脱屑、乳头回缩等，常可触及乳头下肿块。

（9）静脉曲张

这是一种非常罕见的乳房异常表现。新出现的静脉曲张通常不是癌症的表征，而是体重增加或者哺乳造成的。不过，如果静脉曲张越来越明显，且排除了体重增加和哺乳的原因，那就有可能是癌症引起的。乳房皮肤下的肿瘤在生长过程中，会引流更多的血液，从而造成静脉曲张。

（10）皮肤溃烂

乳腺癌未及时诊治，有时候会发展到皮肤溃烂的程度。这种皮肤溃烂造成的感染会散发难闻的气味或者有体液溢出，往往还会伴随着明显的肿块。如果胸部在没有外伤的情况下莫名出现这些情况，并伴有肿块，就需要及时就医，排查引起感染的原因。

（11）乳头溢液

乳头主动或被动流出液体，包括血性液体、浆液性液体、乳汁样液体等，称为乳头溢液。通常与乳房发育、感染、囊肿、怀孕或哺乳有关。如果是单侧单孔的血性溢液，就非常有必要去医院检查一下是否是癌症引起的。

（12）发红、发热

通常情况下，乳房的发红、发热和感染、哺乳、皮肤湿疹等有关。

如果不是哺乳引起的，且在使用抗生素或者其他治疗感染、湿疹的方法后，发红、发热的情况还是没有改变，就需要就医检查了。

因为这有可能是炎性乳腺癌的表现之一，是癌症引起淋巴循环不畅造成的。这种发红、发热可能不会伴有明显的肿块。

最后需要强调一下的是，这 12 种乳房变化并不一定意味着乳腺疾病，更不等同于乳腺癌表现。部分乳腺癌以腋窝淋巴结肿大为首发症状，早期可出现同侧腋窝淋巴结肿大，质地坚硬、散在、活动度一般，随着病情进展，可出现肿大淋巴结融合，并与周围皮肤组织粘连、固定，晚期可出现对侧腋窝淋巴结和锁骨上淋巴结肿大。

有些乳房变化可能是正常的，但是也需要我们多留意、加强关注，如果观察一段时间后依然没有改善，那就应咨询医生，进行检查。

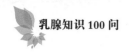

61 确诊乳腺癌后，患者常问是早期还是晚期，如何区分早期和晚期？

患者确诊为乳腺癌后，不管是对医生还是患者来讲，乳腺癌的分期都是非常重要的。乳腺癌的分期描述了癌症在乳腺组织甚至人体其他部位的扩散、发展程度，准确对乳腺癌进行分期对于制订治疗方案是必不可少的。

乳腺癌根据原发肿瘤大小（T）、淋巴结是否转移（N）以及是否有远处转移（M）进行分期，包括：0期、Ⅰ期、Ⅱ期、Ⅲ期和Ⅳ期。

（1）原发肿瘤大小（T）

原发肿瘤大小可以通过体格检查、影像学检查和病理检查进行确定，精确到毫米。一般来说，病理测量优于临床测定。乳腺癌原发肿瘤大小分期见表5-1。

表5-1 乳腺癌原发肿瘤大小分期

分期	标准
Tx	无法评估
T0	无原发肿瘤证据
Tis（DCIS）	导管原位癌
Tis（Paget's）	乳头 Paget's 病
T1	肿瘤最大径 ≤ 20mm
T1mi	肿瘤最大径 ≤ 1mm
T1a	肿瘤最大径 > 1mm 且 ≤ 5mm
T1b	肿瘤最大径 > 5mm 且 ≤ 10mm
T1c	肿瘤最大径 > 10mm 且 ≤ 20mm
T2	肿瘤最大径 > 20mm 且 ≤ 50mm

分期	标准
T3	肿瘤最大径＞50mm
T4	不论大小，侵及胸壁（T4a）和（或）皮肤（T4b）
T4a	侵及胸壁，单纯的胸肌受浸润不在此列
T4b	没有达到炎性乳腺癌诊断标准的皮肤溃疡、卫星结节、水肿（包括橘皮样变）
T4c	同时有 T4a 和 T4b 的表现
T4d	炎性乳腺癌

（2）区域淋巴结（N）

区域淋巴结的临床分期见表 5-2，病理分期见表 5-3。

表 5-2　区域淋巴结的临床分期

分期	标准
Nx	无法评估
N0	无区域淋巴结阳性发现
N1	可活动的同侧Ⅰ、Ⅱ水平腋窝淋巴结
N2	与皮肤融合或固定的同侧Ⅰ、Ⅱ水平腋窝淋巴结，或临床发现的内乳淋巴结转移而没有腋窝淋巴结转移的证据
N2a	同侧腋窝淋巴结与皮肤融合或固定
N2b	临床发现同侧内乳淋巴结转移且没有腋窝淋巴结转移的证据
N3	同侧锁骨下淋巴结（Ⅲ水平）转移，伴或不伴Ⅰ、Ⅱ水平淋巴结转移；或临床发现的内乳淋巴结转移，伴临床发现的Ⅰ、Ⅱ水平腋窝淋巴结转移；或同侧锁骨上淋巴结转移，伴或不伴腋窝淋巴结、内乳淋巴结转移
N3a	同侧锁骨下淋巴结转移
N3b	同侧内乳淋巴结和腋窝淋巴结转移
N3c	同侧锁骨上淋巴结转移

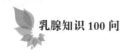

表5-3 区域淋巴结的病理分期

分期	标准
pNx	无法评估（先前已切除或切除后未做病理学检查）
pN0	无组织学证实的区域淋巴结转移
pN0（i-）	组织学上无区域淋巴结转移，免疫组织化学阴性
pN0（i+）	组织学上无区域淋巴结转移，HE染色或免疫组织化学阳性，肿瘤灶≤0.2mm
pN0（mol-）	组织学上无区域淋巴结转移，逆转录聚合酶链反应（RT-PCR）阴性
pN0（mol+）	组织学上无区域淋巴结转移，免疫组织化学阴性，逆转录聚合酶链反应（RT-PCR）阳性
pN1	微转移；或1～3个腋窝淋巴结转移；或临床上为阴性，但通过前哨淋巴结活检发现内乳淋巴结转移
pN1mi	微转移[转移灶>0.2mm和（或）多于200个细胞，但≤2.0mm]
pNla	1～3个腋窝淋巴结转移，至少有1个转移灶>2.0mm
pN1b	临床检查未发现，但前哨淋巴结活检发现内乳淋巴结微转移或转移，同时腋窝淋巴结阴性
pN1c	1～3个腋窝淋巴结转移，同时临床检查未发现，但前哨淋巴结活检发现内乳淋巴结微转移或转移
pN2	4～9个腋窝淋巴结转移；或临床发现内乳淋巴结转移而没有腋窝淋巴结转移
pN2a	4～9个腋窝淋巴结转移，至少有1个转移灶>2.0mm
pN2b	临床检查发现内乳淋巴结转移而没有腋窝淋巴结转移的证据
pN3	10个及以上的腋窝淋巴结转移；或锁骨下淋巴结转移；或临床检查发现内乳淋巴结转移，伴1个或以上的腋窝淋巴结转移；或3个以上的腋窝淋巴结转移，临床检查未发现，通过前哨淋巴结活检证实内乳淋巴结转移；或同侧锁骨上淋巴结转移

分期	标准
pN3a	10个或更多腋窝淋巴结转移，至少有1个转移灶＞2.0mm；或锁骨下淋巴结转移
pN3b	临床检查发现内乳淋巴结转移，伴1个或以上腋窝淋巴结转移；3个以上腋窝淋巴结转移，临床检查未发现，通过前哨淋巴结活检证实内乳淋巴结微转移或转移
pN3c	同侧锁骨上淋巴结转移

（3）远处转移（M）

乳腺癌的远处转移分期见表5-4。

表5-4　乳腺癌的远处转移分期

分期	标准
M0	临床和影像学检查未见转移
cM0（i+）	无转移的症状和体征，也没有转移的临床或影像学证据，但通过分子检测或镜检，在循环血、骨髓或非淋巴结区域发现≤0.2mm的病灶
cM1	通过临床及影像学方法发现的远处转移
pM1	任何远处器官存在组织学证实的转移；或非区域淋巴结超过0.2mm的转移灶

（4）TNM分期

◆ 0期乳腺癌

即非浸润性乳腺癌，最常见的是导管原位癌，癌细胞或其他异常细胞未侵入邻近的正常组织。

◆ Ⅰ期乳腺癌

浸润性癌，且在非常早期的阶段。癌细胞已经侵犯周围的正常乳腺组织，仍在很小的区域中。

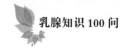

Ⅰ A 期：肿瘤最大径不超过 20mm，并且无淋巴结转移。

Ⅰ B 期：肿瘤最大径不超过 20mm，淋巴结中有小簇癌细胞；或者乳房无肿瘤，淋巴结中有小簇癌细胞。

◆ **Ⅱ期乳腺癌**

位于乳房局部区域，已增大。

Ⅱ A 期：乳房中没有肿瘤或者肿瘤最大径不超过 20mm，有 1 ～ 3 个腋窝淋巴结转移。或者乳腺肿瘤最大径为 20 ～ 50mm，无淋巴结转移。

Ⅱ B 期：乳腺肿瘤最大径为 20 ～ 50mm，有 1 ～ 3 个腋窝淋巴结转移。或者乳房肿瘤最大径大于 50mm，无淋巴结转移。

◆ **Ⅲ期乳腺癌**

局部广泛性乳腺癌。肿瘤最大径大于 50mm，腋下淋巴结有转移或者胸壁皮肤已有癌肿浸润。

◆ **Ⅳ期乳腺癌**

乳腺癌细胞已经转移扩散，甚至在远处的器官都能发现。

乳腺癌的分期和分型是临床医生制订治疗计划的重要依据。坚持规范治疗、保持心情愉悦是战胜癌症的法宝。

62 什么是 ER、PR、HER-2、Ki-67？

（1）什么是 ER？

ER 是雌激素受体，介导雌激素的信号，调节生殖细胞的生长、分化和各种生理功能。ER 也影响骨、肝、脑及心血管等。

（2）什么是 PR？

PR 是孕激素受体，是转录因子核受体超家族中的一员，早在

1970 年被发现。孕激素主要作用于子宫内膜和子宫肌，有助于胚胎着床和维持妊娠。孕激素受体含量受雌激素调节。

ER 和 PR 合称为激素受体。

（3）什么是 HER-2？

HER-2 是人类表皮生长因子受体 2，是一种细胞膜糖蛋白，属于 *EGFR/erbB* 基因家族成员，是原癌基因，可抑制肿瘤细胞凋亡，促进肿瘤细胞增殖；增强肿瘤细胞的侵袭力；促进肿瘤血管和淋巴管新生。

（4）什么是 Ki-67？

Ki-67 是一种与细胞增殖相关的核蛋白，与细胞的有丝分裂密切相关，在细胞增殖中必不可少，反映恶性肿瘤细胞增殖的活性。

（5）怎样检测 ER、PR、HER-2 和 Ki-67 的表达？

采用免疫组织化学染色法对乳腺肿瘤组织 ER、PR、HER-2 和 Ki-67 的表达进行检测。免疫组织化学染色法的原理是抗原与抗体特异性结合，通过化学反应使标记抗体的显色剂显色来确定组织内抗原或蛋白的定位和相对定量。

63 什么是乳腺癌分子分型?

乳腺癌分子分型的概念由美国 Perou 和 Sorlie 在 2000 年首次提出。根据患者分子分型标志物将乳腺癌分为 4 个亚型，即 Luminal A 型、Luminal B 型（HER-2 阴性和 HER-2 阳性）、HER-2 过表达型和三阴型。每种亚型都具有独特的生物学特征、临床特征和预后。《中国抗癌协会乳腺癌诊治指南与规范（2021 年版）》将 Luminal B 型分为 HER-2 阳性和 HER-2 阴性两个亚型，见表 5-5。

表 5-5　乳腺癌分子分型

分子分型	指标			
	ER	PR	HER-2	Ki-67
Luminal A 型	阳性	高表达	阴性	低表达
Luminal B 型（HER-2 阴性）	阳性	低表达	阴性	高表达
Luminal B 型（HER-2 阳性）	阳性	任何状态	阳性	任何状态
HER-2 过表达型	阴性	阴性	阳性	任何状态
三阴型	阴性	阴性	阴性	任何状态

不同分子分型乳腺癌的治疗及预后如何？

◆ **Luminal A 型乳腺癌**

Luminal A 型乳腺癌占所有浸润性乳腺癌的 30% ～ 40%，好发于 50 岁以上女性，具有高表达激素相关基因，因此该类型乳腺癌患者对内分泌治疗更为敏感。

Luminal A 型乳腺癌是所有浸润性乳腺癌中预后最好的一个亚型，个体化治疗以手术治疗和内分泌治疗为主。

◆ **Luminal B 型乳腺癌**

Luminal B 型乳腺癌占所有浸润性乳腺癌的 20% ～ 30%，属于内分泌敏感型，可以选择内分泌治疗。如果存在 *HER-2* 基因过表达，也可以选择靶向治疗。

该类型乳腺癌的个体化治疗以手术治疗、化疗、内分泌治疗、靶向治疗为主。

◆ **HER-2 过表达型乳腺癌**

HER-2 过表达型乳腺癌占所有浸润性乳腺癌的 12% ～ 20%，恶性程度较高，复发转移较早，预后较差。

HER-2 阳性乳腺癌过表达 *HER-2* 基因，因此该类型乳腺癌患者对 HER-2 靶向药物更为敏感，个体化治疗以手术治疗、靶向治疗联合化疗为主。

◆ **三阴型乳腺癌**

三阴型乳腺癌占所有浸润性乳腺癌的 15% ～ 20%，是所有浸润性乳腺癌中恶性最高的一种，发展迅速，最容易复发和转移。

该类型乳腺癌患者不表达激素相关基因和 *HER-2* 基因，因此患者通常不能从内分泌治疗或 HER-2 靶向治疗中获益，个体化治疗以手术治疗、化疗为主。

64 何时发现才是早期乳腺癌？

张姐在体检时被诊断乳腺癌，问医生："我的乳腺癌到底是早期还是晚期？"

这是每个乳腺癌患者都十分关心的问题，因为乳腺癌的分期不仅指导临床治疗，还与预后有关。

（1）什么是早期乳腺癌？

早期乳腺癌包括 0 期、Ⅰ期、ⅡA 期、ⅡB 期的乳腺癌。近年来，随着保乳术的普及，结合病理组织学所见，将早期乳腺癌的定义扩大到肿瘤最大径小于 3cm，同侧腋窝淋巴结没有转移或仅有微小转移，无远处转移。

（2）早期乳腺癌患者的症状有哪些？

可以在乳房摸到肿块，大多不伴有疼痛，这是早期乳腺癌的主要症状。早期乳腺癌的首发症状为乳头溢液，血性溢液较多。有些患者同时有胀痛，通常为双侧胀痛。还有一些患者表现为乳头瘙痒、糜烂、破溃、结痂、脱屑，伴灼痛，甚至乳头回缩、乳头凹陷。

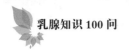

65 如何治疗早期乳腺癌？

对早期乳腺癌患者而言，治疗的核心目标是通过规范化的治疗手段，治愈疾病。

早期乳腺癌的治疗方案取决于乳腺癌的病理类型。治疗关键点是手术治疗，可以进行乳房全切术或保乳术。大量循证医学证据证实了早期乳腺癌患者接受保乳术联合全乳放疗的有效性和安全性，要视情况进行腋窝前哨淋巴结活检和乳房重建。治疗难点是术后需根据病理报告，结合身体情况决定是否化疗、放疗、内分泌治疗和靶向治疗。

若早期乳腺癌得不到及时治疗，后期发展为中晚期乳腺癌，将出现腋窝淋巴结转移，可摸到质硬淋巴结与皮肤粘连或多个淋巴结融合、固定，甚至出现全身转移，严重影响患者的生活质量，甚至有生命危险。

（1）早期乳腺癌能否治愈？有没有什么后遗症？

早期乳腺癌因为处于早期，所以患者接受保乳术的相对较多，治疗效果好，90%以上可获得长期治愈，而且不会留下后遗症。

（2）早期乳腺癌会遗传吗？

流行病学调查发现，5%～10% 的乳腺癌是家族性的。如有 1 位近亲患乳腺癌，则患乳腺癌的危险性增加 1.5～3.0 倍；如有 2 位近亲患乳腺癌，则危险性增加 7 倍。乳腺癌有明显的家族遗传倾向。

66 什么是晚期乳腺癌？晚期乳腺癌治疗的基本原则是什么？

在每年新发乳腺癌病例中，3%～10%的患者在确诊时即有远处转移，早期患者中约30%可发展为晚期乳腺癌，晚期乳腺癌患者的5年生存率仅为20%。

晚期乳腺癌包括局部晚期乳腺癌和复发或转移性（Ⅳ期）乳腺癌。

（1）什么是局部晚期乳腺癌？

局部晚期乳腺癌定义为无远处转移的不可手术的乳腺癌。

凡具有下列情况之一即为局部晚期乳腺癌：原发肿瘤＞5cm；不论肿瘤大小，病变侵及皮肤或胸壁（皮肤受侵犯表现为乳房皮肤水肿、橘皮样变、破溃或卫星结节，胸壁受侵犯即病变侵犯肋骨、肋间肌或前锯肌）；腋窝淋巴结融合或侵犯周围组织；内乳淋巴结或锁骨上淋巴结转移，临床尚未证实远处转移。

局部晚期乳腺癌通常包括可根治性手术治疗的部分ⅡB期（T3N0M0）、ⅢA期（T3N1M0）原发性乳腺癌和难以根治性手术治疗的累及皮肤、胸壁或广泛淋巴结受累的ⅢB期、ⅢC期乳腺癌。

对于可根治性手术治疗的患者，应积极采用新辅助治疗策略。新辅助治疗后仍不能根治性手术治疗（即难以根治性手术治疗）的，参考转移性乳腺癌全身治疗策略。

（2）晚期乳腺癌治疗的基本原则

多数晚期乳腺癌是难以治愈的，治疗目的是在保证患者生活质量的基础上，控制肿瘤发展，减轻症状，延长生存期。近年来，随着对乳腺癌分子分型的认识不断深入及靶向药物的大力研发和临床应用，晚期乳腺癌的治疗格局在不断改写。但根据分子分型进行分

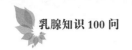
类治疗仍是总体策略，其中化疗是不可或缺的传统治疗方法。

联合化疗通常起效快，作用强，适合肿瘤生长较快、肿瘤负荷较大或广泛内脏转移的患者，但是常常导致明显的不良反应，可能影响患者的生活质量。制订治疗方案时应充分考虑患者的意愿，平衡生活质量和生存时间。在疾病发展的不同阶段合理选择单药化疗或联合化疗。

晚期乳腺癌的治疗是一个复杂的过程，应综合考虑肿瘤本身、患者机体状态以及现有治疗手段等多种因素。

什么是年轻乳腺癌？有什么特点？

（1）什么是年轻乳腺癌？

目前国际上对年轻乳腺癌的年龄界定尚未统一，有的研究界定在 35 岁以下，而更多的研究界定在 40 岁以下。

年轻乳腺癌患者具有相对高风险的临床病理特征和较差的预后，存在独特的医疗和心理社会需求，需要在临床上特别关注。近年来，年轻乳腺癌在全球范围内逐渐增多，中国年轻乳腺癌比例更高、发病年龄更低，面临的临床问题较多。

（2）与年长患者相比，年轻乳腺癌患者复发转移风险较高、总体生存率较差

我国 40 岁以下的乳腺癌患者 5 年生存率和 10 年生存率分别为 85.5% 和 85.0%，而 40 ~ 49 岁患者分别为 88.1% 和 88.75%。这种差异可能与年轻乳腺癌具有较强的侵袭性生物学行为有关。研究显示，年轻乳腺癌的组织学分级更高，Ki-67 高表达比例更高，脉管浸润的比例更高，三阴型乳腺癌比例更高。年轻乳腺癌具有更高复发

风险的特征。此外，约 70% 的乳腺癌患者 HR 阳性，年轻患者由于卵巢功能活跃，体内雌激素水平较高，可能刺激 HR 阳性的乳腺癌细胞生长，从而与年长患者相比有更高的复发风险。

（3）年轻乳腺癌患者在生活质量上有独特的需求

由于发病时年龄尚轻，年轻乳腺癌患者治愈后有更多进入职场的机会，承担的社会和家庭角色更复杂，对生活质量的要求也更高。在抗肿瘤治疗的同时，年轻乳腺癌患者有着生育力保护、保留乳房外形等个性化需求，需在临床实践中加以关注。

（4）年轻乳腺癌患者的化疗

化疗是乳腺癌综合治疗的重要组成部分，目前针对年轻乳腺癌最佳化疗策略的研究很少，因此，年轻乳腺癌的化疗方案应参考现行临床诊疗指南。目前临床常用的化疗方案是含紫杉或蒽环的方案。年轻患者应与年长患者一样，基于疾病分期和分子分型等因素合理选择化疗方案。

68　妊娠期乳腺癌，怎么治疗？

妊娠期乳腺癌发生于女性特殊生理时期，诊疗过程需要兼顾母亲疗效和子代安全，是临床处理的难点。

妊娠期乳腺癌为妊娠期间确诊的乳腺癌。一旦确诊为妊娠期乳腺癌，应经过多学科讨论，结合患者意愿确定诊疗方案，并将多学科讨论和患者知情同意贯穿诊疗全过程。在妊娠期乳腺癌治疗过程中，应采用乳腺科主导、产科医生密切配合、相关科室参与的多学科个案管理模式；而当孕妇或胎儿接受产科治疗的必要性高于乳腺癌治疗时，应采取产科主导的管理模式。

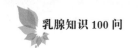

优先推荐选择乳腺超声评估妊娠期女性乳腺及腋窝淋巴结情况。只有在必要时，才对孕妇进行放射检查或核医学检查，且检查所用的剂量应在合理范围内并保持在尽可能低的水平。由于妊娠患者存在诸多影像学检查受限，因此需告知患者可能存在转移病灶评估不充分的可能。

必须强调，一些治疗方法可能对发育中的胎儿造成影响，因此制订治疗方案需要特别谨慎，同时考虑母亲的疗效及胎儿的安全，应根据患者的临床分期、肿瘤生物学特点以及孕周制订不同的治疗方案，强调个体化管理，并充分尊重患者意愿。文献报道，终止妊娠不能改善妊娠中晚期乳腺癌患者的预后，可根据病情进行乳腺癌治疗。终止妊娠的指征可参考正常孕妇的指征。

乳腺癌改良根治术是妊娠期乳腺癌患者的标准手术方式。Ⅰ期和Ⅱ期妊娠期乳腺癌患者的保乳术与乳腺切除术生存率相似。基于放疗对胎儿有明确的致畸等损伤风险，建议选择乳腺癌保乳术前充分考虑术后放疗时机。

妊娠期化疗需谨慎。研究结果表明，化疗可能导致妊娠期高血压、胎儿宫内生长受限以及早产等问题。妊娠早期接受化疗尤其易导致早产和畸形。对于必须接受化疗的妊娠期乳腺癌患者，建议与产科医生讨论，完善胎儿畸形筛查，共同评估后制订化疗方案。原则上推荐化疗在妊娠中晚期进行。孕 35 周后或计划分娩前 3 周内不应进行化疗，以避免分娩时发生血液学并发症。

妊娠期乳腺癌患者通常较年轻，其生育力保存问题逐渐受到关注，同时应关注遗传性乳腺癌的可能。鉴于此，应指导患者生育及遗传性乳腺癌相关风险管理。

69 哺乳期乳腺癌，怎么治疗？

哺乳期乳腺癌患者可以参照非妊娠期乳腺癌诊治原则。在化疗、内分泌治疗及靶向药物治疗期间禁止哺乳。

大多数学者认为哺乳期乳腺癌是指产后1年内确诊的乳腺癌。哺乳期女性首选乳腺超声检查，乳腺钼靶检查及MRI可作为补充。检查前需排空乳汁以尽可能减少乳汁对影像学诊断的影响，检查完成排乳12～24h后可继续哺乳。哺乳期乳腺癌患者如不考虑哺乳问题，其全身评估方法与非妊娠期乳腺癌相同。

哺乳期乳腺癌手术治疗原则可以参考非妊娠期乳腺癌，但临床医生需注意哺乳期乳房形态发生改变的可能性，谨慎选择保乳术及一期重建手术。目前无明确证据证明哺乳期进行乳腺手术需终止哺乳，可于术前排空乳汁，术后健侧乳房继续哺乳。阿霉素、紫杉烷类、铂类、环磷酰胺等均可进入乳汁，化疗期间禁止哺乳。内分泌治疗期间、抗HER-2靶向治疗期间以及靶向治疗完成6个月内禁止哺乳。放疗可能引起乳汁质量下降、皮肤皲裂、难治性乳腺炎等，导致哺乳困难。因此，放疗期间不建议哺乳。

70 年轻女性患乳腺癌后，还有机会做妈妈吗？

小王今年刚毕业就被诊断为乳腺癌，这对她来讲犹如晴天霹雳。所幸医生告诉她，是早期乳腺癌。

小王问医生："我还没有结婚，以后还有机会有自己的宝宝吗？"

2020年全球癌症统计数据显示，乳腺癌是育龄期女性发病率最高的恶性肿瘤。年轻女性患乳腺癌后，还有机会做妈妈吗？

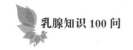

（1）育龄期乳腺癌患者生育力保存

2018 年美国临床肿瘤学会生育力保护临床实践指南指出，医患双方应尽早沟通生育力保存问题。2020 年欧洲肿瘤内科学会制订的年轻乳腺癌患者诊治指南认为，生育力保护咨询与建议应当从病理学确诊乳腺癌时开展。研究结果显示，确诊乳腺癌后实施生育力保存可能延迟治疗时间，但不增加患者乳腺癌复发率和死亡率。有生育需求的患者应尽早选择合适的生育力保存方案，有助于提高卵母细胞或胚胎的保存数量，从而提高妊娠成功率。

（2）育龄期乳腺癌患者生育力保存时机

育龄期女性确诊乳腺癌后，妊娠与生育力保存是她们优先关注的点。建议及时启动多学科（包括乳腺肿瘤科、妇产科、生殖科、遗传科等专业科室）讨论，结合患者年龄、卵巢储备功能、生育意愿、肿瘤分期、生物学特点以及治疗措施等进行全面评估，合理制订生育力保存方案，实行全程、个案化管理。*BRCA1/2* 基因突变的乳腺癌患者应同时进行生育遗传咨询。肿瘤治疗对生育力、生殖内分泌和后代有一定的影响，甚至有不孕的可能。生育力保存应在肿瘤治疗开始前进行，同时告知患者应以肿瘤治疗为主。因此，育龄期乳腺癌患者生育力保存时机为肿瘤治疗开始前。

年龄和卵巢储备功能是评估生育力的重要因素。化疗易导致生育力受损。

关于结束抗癌治疗和准备妊娠的理想时间间隔，建议根据患者的年龄、卵巢储备功能、个人复发风险、治疗方案和完成时间，进行个性化判断。

71 诊断乳腺癌后，诊疗流程是怎样的？

（1）乳腺癌诊疗的总体流程

癌症患者的分期包括临床分期（cTNM）、病理分期（pTNM）和新辅助化疗后病理分期（ypTNM），TNM 分别代表肿瘤大小（T）、淋巴结浸润（N）和远处转移（M）。

首先根据体格检查和影像学检查对乳腺癌患者进行临床分期（cTNM），并制订诊疗方案。

对于无转移的乳腺癌患者，局部治疗主要是手术切除；对于行保乳术的患者，还需放疗。无转移的乳腺癌的全身治疗原则由分子分型决定：HR+ 的患者接受内分泌治疗，少数也接受化疗；HER2+的患者接受 HER2+ 的单抗或小分子抑制剂治疗，联合化疗；三阴型患者仅接受化疗。转移性乳腺癌患者也需按分子分型治疗，以延长生存时间和提高生活质量。

很多患者需要进行手术。为了缩小肿瘤以尽可能彻底清除，可在术前行新辅助化疗。

术后将标本送病理检查，明确病理分期（pTNM）。对于接受新辅助化疗的患者，则标示为 ypTNM 分期。

根据 pTNM 或 ypTNM 分期制订未来的治疗方案，选择是否行辅助化疗、辅助放疗、激素治疗或 HER-2 靶向治疗。

（2）术前治疗及手术治疗

◆ 新辅助化疗

新辅助化疗是在局部手术前进行的全身化疗，目的是尽可能缩小肿瘤及消灭潜在的转移灶，常用于局部进展期患者。

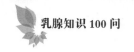

◆ 前哨淋巴结活检

对于超声引导下细针穿刺检查未提示腋窝淋巴结转移的患者，需进行前哨淋巴结活检，以确认腋窝淋巴结是否受侵犯。

◆ 保乳术或乳房切除术

若在彻底清除癌灶的前提下能够保持外观则采用保乳术，术后常行放疗，以保证治疗效果。能否保持外观取决于肿瘤和乳房的大小。目前通过乳房重建手术，可以对较大的肿瘤行保乳术。对无法行保乳术的患者采用乳房切除术。

72 什么是新辅助化疗？

张姐在单位体检时确诊乳腺癌，腋下淋巴结转移。医生说："局部晚期乳腺癌可以先进行新辅助化疗，等肿瘤缩小了，再手术。"那么什么是新辅助化疗呢？

新辅助化疗又称术前化疗，主要指在手术前对患者全身化疗，取得一定疗效后，再进行手术治疗。新辅助化疗的理念最早出现于20世纪70年代，目的是让一些不能手术的患者经过化疗肿瘤缩小，重新获得根治性手术的机会。随着医学的发展，新辅助化疗的适应证在逐渐扩大。目前新辅助化疗已经成为乳腺癌综合治疗中非常重要的组成部分。

（1）新辅助化疗适用人群

所有患者需要在明确病理学诊断及免疫组织化学分型后，制订治疗策略。新辅助化疗的必选人群是指有局部治疗需求的患者，如期望新辅助化疗后降期手术、降期保乳和降期保腋窝的患者；另一类是优选人群，是指期望通过新辅助化疗了解肿瘤对相应治疗的反应性，并且根据全疗程新辅助化疗后是否达到病理学完全缓解制订后续辅助治疗策略，因此更推荐对于有一定肿瘤负荷（T2 期或 N1 期及以上）的三阴型或 HER-2 阳性乳腺癌患者进行新辅助化疗。

（2）新辅助化疗的优势

◆ 将不可手术的乳腺癌降期为可手术乳腺癌

使原本难以根治性切除的局部晚期乳腺癌，通过新辅助化疗达到降低临床分期的效果，创造开展根治性手术的条件。目前新辅助化疗是局部晚期乳腺癌和炎性乳腺癌最规范的治疗策略。

◆ 将不可保乳的乳腺癌降期为可保乳的乳腺癌

随着保乳术日益获得临床的肯定与欢迎，新辅助化疗的作用得到扩展。有些患者初诊时肿块较大，难以在保留乳腺的前提下根治性切除；或者即使勉强能行保乳术，但患者术后乳房外形严重畸形，达不到美观效果。针对这些患者，通过新辅助化疗，使乳腺肿块显著缩小，甚至消失，为患者争取到保乳术的机会，也会极大提高保乳术的成功率。

◆ 获得体内药物敏感性的相关信息

在手术前开展新辅助化疗，可以通过测量肿瘤大小直观判断化疗方案对患者的疗效，为未来术后辅助化疗方案的选择提供一定程度的参考。

（3）新辅助化疗的不足

新辅助化疗的有效率并非 100%。由于新辅助化疗的影响，有可能会产生术后病理分期不能代表患者真实分期的情况，从而影响了后续治疗方案的选择以及对疗效、预后的评价。由于肿瘤异质性，新辅助化疗前穿刺获得的病理学诊断并不能代表整个肿瘤的病理学诊断，新辅助化疗导致肿瘤部分信息的改变或者丢失，将影响我们

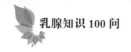

对肿瘤的整体客观认识。

（4）新辅助化疗方案选择

虽然新辅助化疗的价值得到了临床上的一致认可，但是目前为止尚无理想的统一治疗方案。原则上，对乳腺癌治疗有效的药物或者化疗方案均可以用于乳腺癌的新辅助化疗，乳腺癌新辅助化疗的发展得益于乳腺癌化疗本身的发展。

73 乳腺癌新辅助化疗的疗效评估手段有哪些?

张姐被确诊为乳腺癌后，开始了新辅助化疗，2 个疗程结束后，她感觉肿块缩小了，她急切地问医生："新辅助化疗是不是有效果?"肿块缩小了，应该是有效的，那这个有效是有点效果还是非常有效呢?

医生需要对新辅助化疗的疗效进行评估，有哪些手段进行评估呢?

（1）新辅助化疗疗效临床评估

临床评估即临床触诊，这种方法简单、便捷，但常受检查医生临床经验等因素影响，容易出现评估误差，尤其对于病灶边缘不规则、病灶位置较深、化疗后病灶出现变性或者密度改变者，容易出现疗效的高估或者低估。

（2）新辅助化疗疗效影像学评估

《中国乳腺癌新辅助治疗专家共识（2019 年版）》明确指出，对于所有乳腺癌患者均需进行基线、新辅助化疗中、新辅助化疗后的影像学评估，其中原发灶疗效评估需涵盖超声及乳腺钼靶检查，对于有保乳需求的患者则强烈推荐乳腺 MRI。

（3）新辅助化疗疗效病理学评估

相比临床评估和影像学评估，病理学检查对于评估乳腺癌新辅助化疗疗效更具意义。首先，病理科医生能够通过大体检查直观地识别瘤床，对肿瘤组织进行充分的取材，随后将切取的组织制成切片，在显微镜下进行测量，所得数值可以更加精准地反映残余肿瘤的大小。其次，在新辅助化疗后，还可以通过病灶的多点穿刺活检对肿瘤情况进行检测，辅助化疗方案的调整。

74 乳腺癌治疗后的效果如何评价？

张姐在新辅助化疗 2 个疗程后，做了乳腺 MRI 来对新辅助化疗疗效进行评估。检查报告上写了部分缓解，她不明白这个部分缓解是什么意思。既然有部分缓解，那是否存在不缓解、完全缓解呢？针对张姐的疑问，我们来讲一下肿瘤治疗后的评价标准。

肿瘤治疗后进行疗效评价是临床医生决定患者是否继续治疗或研究者决定研究项目（如临床试验）是否值得继续进行的重要依据。如何评价肿瘤治疗后的疗效呢？我们需要一个大家都认可的标准。

2000 年美国癌症协会和国际抗癌联盟共同制定了一套针对恶性肿瘤治疗药物的响应评价标准，作为实体瘤的评价标准（注意：免疫疗法治疗淋巴瘤等不适用）。该标准的设立使得恶性肿瘤患者的诊疗疗效具备了更具体的参考指标，具体如下。

（1）完全缓解

完全缓解（complete response，CR）指所有靶病灶完全消失（结节性除外）。所有目标结节缩小至正常大小（短轴＜10mm）。须对所有目标病灶进行评价。

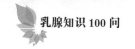

（2）部分缓解

部分缓解（partial response，PR）指所有靶病灶的直径总和缩小 30% 以上。

（3）疾病进展

疾病进展（progressive disease，PD）指所有靶病灶直径总和相对增加超过 20%；此外，必须满足直径和的绝对值增加 ≥ 5mm。出现一个或多个新病灶也视为疾病进展。

（4）疾病稳定

疾病稳定（stable disease，SD；no change，NC）指靶病灶减小或增加的程度介于 PR 和 PD，研究时可以靶病灶直径之和的最小值作为参考。

75 新辅助化疗后肿块已经完全消失，能否不手术?

张姐在完成新辅助化疗后，她自己摸不到乳腺内肿块了，医生查体时也摸不到肿块了。张姐非常兴奋。

张姐："是不是化疗把肿瘤完全杀死了，没有肿瘤了呢?"

医生："乳腺癌化疗后，临床上摸不到肿块了，说明化疗效果很好。这时候需要做乳腺 MRI 检查，有部分患者在 MRI 上仍可以看到小的残留病灶，但是查体的时候摸不到，这类称为非临床完全缓解。部分患者乳腺 MRI 在原发肿瘤区域也没有看到病灶，这类可以称为临床完全缓解。"

张姐："那如果我做完乳腺 MRI，也没有看到肿瘤残留病灶，我是不是不用做手术了?"

医生："乳腺 MRI 没有看到残留病灶，仅能评估为临床完全缓解，不能豁免手术。"

实际上，新辅助化疗结束后复查 MRI 提示临床完全缓解的患者，术后发现部分患者是有癌灶残留的。MRI 在预测疗效方面并不足够准确。所以对于新辅助化疗后 MRI 提示临床完全缓解的患者，不能豁免手术。即使这类患者做空心针穿刺，并将穿刺组织送病理检查，诊断病理完全缓解，患者在乳腺癌手术后，大病理标本上仍可能性发现微小的浸润灶残留。

所以张姐不能豁免手术，不过新辅助化疗后取得了一定效果，仍是值得高兴的。

76 乳腺癌新辅助化疗后多长时间进行手术效果好？

目前，关于新辅助化疗完成后与乳腺手术之间的时间间隔尚无明确的推荐。大型随机临床研究和单个机构评估新辅助化疗在乳腺癌中作用的研究报告都没有说明新辅助化疗到手术的时间间隔与患者预后之间的关系。

尽管关于新辅助化疗后手术时机的选择目前没有定论，但是在决定手术时机时需要考虑几个因素，包括患者手术方式、化疗方案、给药剂量、最后一次化疗的时间以及新辅助化疗期间的并发症。化疗期间的并发症是延长新辅助化疗到手术时间间隔的关键因素，这些并发症可能包括化疗后骨髓抑制、肝肾功能损伤等。

总之，建议新辅助化疗完成的患者 3～4 周内进行手术。如果因特殊原因而延迟手术，1 个月内也是可行的。

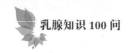

77 关于乳腺癌手术，是选择全切好还是保乳好？

一旦确诊乳腺癌，那么最有效的治疗方法就是手术，是选择全切还是保乳呢？很多患者及家属意见不太统一。

◆ 全切好

> "全部切了算了，这样放心点，万一没切干净，免得夜长梦多！"

> "癌这个事情说不清楚的，复发了还要挨二刀，还是切了稳当！"

◆ 保乳好

> "还是保乳好些，全切瘢痕太大！"

> "那么多人都选择保乳，不仅切口小，恢复还快！"

◆ 纠结，不知道选全切还是保乳

> "全切是要踏实点，但身上要留很大的瘢痕，但保乳术腋窝附近还不是有瘢痕，哎呀，好纠结哦！"

乳腺癌的治疗以手术为主，联合放疗、化疗、内分泌治疗和靶向治疗等方式，具体治疗方案取决于乳腺癌分期和类型。

（1）过去，一般采用根治术、扩大根治术、改良根治术

切除乳房在一段时间内是治疗乳腺癌的主要方式，虽然具有不

错的效果，但也会带来一些其他的问题，尤其是对女性的心理和生活都会带来一些困扰。女性患者会失去重要的美学器官，导致生活质量大幅度下降。研究显示，切除乳房的女性在 1 年内罹患抑郁症的风险会明显升高。

（2）保乳术已经获得广泛认同

众多国际指南明确推荐保乳术，它可以同时满足根治乳腺癌、保留乳房功能和美学的要求，成为治疗早期乳腺癌的主要方法。

研究发现保乳术和全乳切除术在总生存率和无远处转移上差异无统计学意义。保乳术联合全乳放疗的疗效等同于全乳切除术，对合适的患者给予保乳治疗是安全有效的。

78 保乳术适合哪些患者？不适合哪些患者？

（1）保乳术适合哪些乳腺癌患者？

主要适合具有保乳意愿且无保乳术禁忌证的乳腺癌患者。临床分期为Ⅰ期、Ⅱ期，≤ T2 期；乳房有适当体积，肿瘤与乳房体积比例适当；术后能够保持良好乳房外形的早期乳腺癌；多灶性乳腺癌（同一个象限的多个病灶，假定来源于同一个肿瘤）；Ⅲ期患者（炎性乳腺癌除外）经术前化疗或术前内分泌治疗降期后达到保乳术标准，可以慎重考虑。

（2）保乳术不能用于哪些乳腺癌患者？

◆ 绝对禁忌证

①病变广泛或确认为多中心病灶，广泛或弥散分布的恶性特征——钙化灶，且难以达到切缘阴性或理想外形。②肿瘤经局部广泛切除后切缘阳性，再次切除后仍不能保证切缘阴性。③患者拒绝

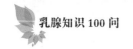

行保乳术。④炎性乳腺癌。

◆ **相对禁忌证**

①放疗耐受性差（患活动性结缔组织病，尤其硬皮病、系统性红斑狼疮或胶原血管疾病）。②同侧乳房既往接受过乳腺或胸壁放疗，需获知放疗剂量及放疗野范围。③肿瘤最大径大于5cm。④侵犯乳头（如乳头乳晕湿疹样癌）。⑤影像学提示多中心病灶。⑥已知乳腺癌遗传易感性强（如 *BRCA1/2* 突变），保乳术后同侧乳房复发风险增加。

（3）哪些因素可能会引起保乳术后局部复发风险增加？

①中央区乳腺癌。②伴有乳头溢血的乳腺癌。③ T2 期。④多灶性乳腺癌（同一象限内，可以完整切除）。⑤多中心性乳腺癌（不同象限）。⑥年龄＜ 35 岁。

（4）新辅助化疗后的保乳术

随着综合治疗策略的进展以及患者对外形美观需求的增加，临床中见到越来越多的患者希望借助新辅助化疗获得保乳术的机会。

如果患者拟在新辅助化疗后实施保乳术，那么在新辅助化疗前建议进行完整的影像学检查，包括乳腺超声、钼靶、乳腺 MRI，基线评估乳腺和腋窝病灶的大小、范围等，并推荐在乳腺原发灶中心放置金属标志物，在体表标注肿块范围。新辅助化疗中，建议每 2 个周期进行 1 次乳腺超声和（或）MRI 检查，判定病灶的缓解情况。在具体手术操作前，需要注意的是新辅助化疗后肿瘤细胞的退缩有 2 种模式，一种为向心性退缩，肿瘤向心性缩小，形成较原来肿块体积小的瘤灶，此时肿瘤大小据实测量；另一种为非向心性退缩，即肿瘤退缩呈散在多灶，大体上肿块的大小可能与新辅助化疗前没有明显差别或较前缩小，但其中肿瘤细胞的密度发生了明显变化。因此向心性退缩的患者更容易在随后的保乳术中取得成功。而对于非向心性退缩的患者，则有必要根据新辅助化疗前标记的原发肿瘤范围进行完整切除，以评估切缘是否阴性。

79 乳腺癌患者术后，还需不需要放疗？什么时候开始放疗？

对乳腺癌术后复发风险较高的患者进行放疗可以降低局部区域复发率、远处转移率，最终降低总死亡率。

（1）是不是所有乳腺癌患者术后都需要放疗？

对于乳腺癌患者，手术进行了局部病灶甚至患侧乳房的切除，而术后患者的局部复发风险各有不同。一般来讲，乳腺癌术后放疗主要用于术后复发风险较高的患者，因此并不是所有乳腺癌患者术后都需要放疗。

（2）采取的乳腺癌手术方式不同，需要放疗的情况也不同

◆ **乳腺癌保乳术后的放疗**

原则上接受保乳术的患者均需要接受放疗。

满足一些特定条件的患者，可以慎重考虑豁免放疗。一般需要满足以下4个条件：①患者年龄在70岁以上；②病理学分期为T1N0M0；③激素受体阳性；④切缘阴性且可以接受规范的内分泌治疗。

◆ **乳腺癌全乳切除术后放疗**

全乳切除术后放疗可以使腋窝淋巴结阳性患者的5年局部区域复发率降低到原来的1/4～1/3。

术后放疗指征主要依据的是肿瘤大小与腋窝转移情况，具体如下：①原发肿瘤最大径≥5cm，或肿瘤侵及乳房皮肤、胸壁；②腋窝

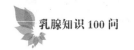

淋巴结转移≥ 4 枚（未行新辅助化疗）；③淋巴结转移 1 ～ 3 枚，且为 T1 ～ T2 期。

注意：目前对于新辅助化疗患者，需要根据化疗前原发肿瘤及腋窝淋巴结状态进行判断。

◆ **乳腺癌全乳切除术 + 前哨淋巴结活检术后放疗**

如前哨淋巴结阳性，在不考虑后续腋窝清扫时，推荐术后放疗。如不考虑放疗，则推荐进一步腋窝清扫。

◆ **乳房重建术与术后放疗**

原则上无论采用哪种手术方式，乳房重建术的术后放疗指征和靶区都同于非同期重建的患者。无论是自体组织重建术还是假体重建术，都不是放疗的禁忌证。在自体皮瓣重建术后放疗，重建失败率小于 3%，因此术后放疗可安全地用于自体皮瓣重建术后。当采用假体重建时，由于放疗以后组织的血供和顺应性下降，假体取出率约为 10%。乳房重建术后的放疗方式可以参照保乳术后的全乳放疗。由于重建乳房的美观程度在很大程度上取决于照射剂量，而重建后的患者一般都有淋巴引流区的照射指征，因此尽可能提高靶区剂量均匀性，避免照射野衔接处的热点是关键。

（3）术后放疗的时机如何选择？

①对于无新辅助化疗指征的患者，建议在术后 8 周内进行。②对于接受新辅助化疗的患者，应在末次化疗后 2 ～ 4 周开始。③内分泌治疗与放疗的时序配合目前没有一致意见，可以同期进行或在放疗后开展。④用曲妥珠单抗、帕妥珠单抗靶向治疗的患者只要放疗前心功能正常，就可以与放疗同时进行，但对于靶向治疗的左侧患者内乳区放疗适应证应严格掌握，尽可能采用三维治疗技术，降低心脏照射体积，评估心脏照射平均剂量至少低于 7Gy。

80 乳腺癌术后化疗有哪些副作用?

很多乳腺癌患者疑惑:"做了手术,医生也说手术完整切除了肿块,那为什么还要化疗?"

乳腺癌的治疗早已从单一手术治疗发展到现在手术、化疗、放疗、靶向治疗、内分泌治疗甚至免疫治疗相结合的综合治疗,治疗方式和治疗药物的更新使乳腺癌患者生存率不断提高,复发率、转移率不断降低。化疗就是降低乳腺癌复发转移风险中非常关键的一环,大部分乳腺癌患者是需要化疗的。然而由于对化疗了解不够,不少患者会"闻化疗色变"。一提起化疗,想到的是"掉头发""伤身体""恶心、呕吐,吃不下饭",感到非常可怕。可如果这样想,你对化疗的误会就大啦!化疗作为重要的抗癌手段之一,给无数患者降低了复发转移的风险,改善了生存预后,在抗癌的道路上功不可没。

(1)化疗降低复发转移风险,利大于弊

化疗是化学药物治疗的简称,是利用化学药物来抑制、杀灭癌细胞,本质上是一种药物治疗,只不过化疗用的是细胞毒性药物,对体内快速生长的细胞具有强大的毒性作用。因化疗药物不具有辨别敌我的能力,杀敌一千,常自损八百,与常规药物相比有较大的毒副作用。不过,国内外早已有大量的临床试验数据证明,对于有化疗适应证的患者化疗的利远远大于弊。并且,随着现代制药技术的发展和科学规范用药,化疗药物对正常细胞的杀伤作用将越来越小,绝大多数患者都可以耐受化疗。

(2)为什么大多数乳腺癌患者都要化疗?

乳腺癌病灶是肿瘤的大本营(原发灶),人体的血管、淋巴管就像河流。很多乳腺癌患者在确诊的时候已经有肿瘤细胞从大本营出

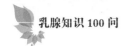

发进入人体的血管、淋巴管，像小船一样在河里飘荡，这些小船或还没靠岸并建立新的大本营（转移灶），或刚扎根，还太小，因此彩超、钼靶、MRI 还不能发现它们。手术是局部治疗，完整切除肿块就相当于一锅端了肿瘤的大本营。大本营虽然已经端了，但有没有漏网之鱼尚不可知，已经沿血管、淋巴管飘到全身各处的肿瘤细胞更是无迹可寻。手术治疗以后，如果肿瘤细胞在身体的某个地方生长发育，建立新的大本营，就出现了肿瘤的复发和转移。化疗药物的作用是全身性的，不像手术只能切除局部的肿瘤病灶，它通过血液循环可以作用于全身，杀死残余的肿瘤细胞，预防复发和转移，降低患者的死亡风险。

（3）化疗为什么会有副作用？

癌细胞的特点是生长迅速，不停地分裂，快速增长。化疗药物特异性攻击快速生长的细胞，以达到杀死癌细胞的目的，可是我们人体中有一些正常细胞更新换代很快，也是快速生长的，如血细胞、口腔黏膜细胞、消化道上皮细胞、生殖细胞等。化疗药物不具有辨别敌我的能力，从静脉注射入体内后，很快遍布全身，杀灭癌细胞的同时，也会误伤生长迅速的正常细胞，所以会导致一系列副作用发生，如疲劳、恶心、呕吐、食欲不振、脱发，对骨髓、肝、肾、心、肺等有毒性损害，但并不是每个人都会出现这些副作用。每个人的体质不同、使用的化疗药物不同，出现的副作用也不同，而且化疗药物的副作用通常是暂时的，大多数在化疗结束一段时间后便可消失。化疗期间医生也会给予相应的药物来帮助预防或治疗副作用。

81 乳腺癌一线治疗、二线治疗、三线治疗是什么意思？

乳腺癌患者在治疗时，经常听到一线治疗、二线治疗，三线治疗。许多患者觉得所谓的换线就是换药，一线治疗就是第一种治疗方式，二线治疗就是第二种治疗方式。这种理解准确吗？

下面我们就来说说，在肿瘤治疗中，"线"的划分标准是什么，有什么意义。

治疗线数大多用于描述晚期恶性肿瘤或者早中期恶性肿瘤治疗后复发转移时全身抗肿瘤治疗情况。因此，早中期恶性肿瘤的手术切除不算治疗线数，围绕根治性切除术所做的治疗也不算治疗线数，如术前新辅助化疗。

（1）一线治疗、二线治疗、三线治疗分别代表什么？

一线治疗指的是确诊以后的首轮治疗，这种情况下所选的治疗方案是效果最好、副作用最小的。对于敏感肿瘤，争取通过一线治疗达到完全缓解。

二线治疗指在一线治疗后，患者出现疾病进展并对一线治疗方案产生耐药性，需要更换抗癌机制不同的方案。和一线治疗方案相比，二线治疗方案的疗效可能稍差，或副作用偏多，或价格偏高。

三线治疗指二线治疗失败后，再次更换的其他治疗。一般到三线治疗及以后，可选择的有效药物和治疗方案就会越来越少，甚至越来越贵。

总之，一线治疗是最重要的治疗，直接决定着患者的预后。因为随着肿瘤对一线治疗的耐药，后线治疗的效果会越来越差，患者的身体状况也会大不如前。但对于有些患者，如果二线治疗、三线

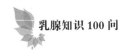

治疗的药物正好适合患者，也有可能取得比前线治疗更好的效果。

一般来说，治疗线数的更换以主要用药为判断依据。以化疗为例，如果主要的化疗药物没有发生本质变化，其他药物的增减、有无并不影响治疗线数。

这里还需要注意，由于靶向药物的特殊性，在划线时与化疗有所不同。①靶向治疗时，如果将靶向药物 A 更换为同类型的靶向药物 B；又或者在靶向药物 A 的基础上新增了靶向药物 B，从单药靶向治疗变成双药靶向治疗也算换线。②如果进行靶向治疗的同时，新增了化疗或者免疫治疗等全身治疗手段，通常也算换线。

但无论何时，局部治疗（放疗、介入治疗）均不记录为线数。

（2）为什么要弄清楚自己的治疗线数？

肿瘤的一线治疗、二线治疗、三线治疗、后线治疗之间是紧密相关的，采取的治疗方案不同，预后差别很大。通常来说，一线治疗用药具有较充分的循证医学证据、疗效较确切、副作用较小、经济效益较高。

患者可通过治疗线数及时了解自己病情及治疗方案的变化。同时对于想参加临床试验的患者来说，治疗线数还与临床试验的纳入标准有关，如有的试验要求受试者处于一线治疗，有的试验要求受试者既往治疗线数 ≤ 2 等。

（3）一线治疗用药逐渐失效，该怎么办？

很多患者不愿意换线，一是因为在过去的一段时间里，一线治疗可能取得不错的效果，因此对它"心存好感"；二是担心一线治疗转二线治疗、三线治疗后，用药效果会越来越差。一线治疗用药之所以逐渐失效，是因为耐药。只要原有的肿瘤病灶增大，且超过一定的范围或出现新的肿瘤病灶，就可判断为耐药。当治疗出现耐药时，加大剂量往往收效甚微。因为肿瘤细胞可能已经对现有的治疗药物不敏感了。

以靶向治疗为例，一种靶向药可能只针对一种靶点。肿瘤是一个混杂的细胞群，一些癌细胞可能有其他靶点，还有一些癌细胞甚至没有靶点。我们所选择的靶向药对具有相应靶点的肿瘤细胞有明显的杀伤作用，可以让这类肿瘤细胞死亡，但是没有相应靶点的、相对小众的肿瘤细胞就可能成为漏网之鱼。这些漏网的肿瘤细胞会继续生存，最后成为对现有靶向药不敏感的细胞群。这时候，无论怎么加大用药的剂量，都很难见到成效了，立即换药才是最好的选择。

82 前哨淋巴结活检有何意义？

前哨淋巴结活检是一项兼具诊断及治疗目的的外科技术。腋窝淋巴结的转移情况是判断乳腺癌分期、预后和指导术后辅助治疗的重要指标。乳腺癌腋窝淋巴结清扫术是评价腋窝淋巴结状态最准确的方法，但由于腋窝区域神经、血管、淋巴管集中，腋窝淋巴结清扫术后上肢淋巴水肿、感觉和功能障碍等术后并发症的发生概率较大。因此，微创而又能高度准确检测腋窝淋巴结是否转移的前哨淋巴结活检技术应运而生。

（1）什么是前哨淋巴结？

前哨淋巴结为原发肿瘤中最早接受淋巴引流、最早发生癌细胞转移的区域淋巴结。乳腺的淋巴液大部分都引流至腋窝淋巴结，小部分引流至内乳淋巴结、锁骨上下淋巴结等。乳腺肿瘤细胞可通过淋巴管转移至腋窝淋巴结，再转移至全身其他脏器。乳腺癌腋窝前

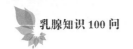

哨淋巴结是乳腺癌转移的第一站，当癌细胞侵犯前哨淋巴结的时候，合并其他淋巴结转移的概率很大，而当癌细胞没有侵犯前哨淋巴结的时候，出现远处非前哨淋巴结转移的概率就非常低，所以可以用前哨淋巴结的情况来预测腋窝淋巴结转移情况，这样就可以有针对性地对有转移的患者进行腋窝淋巴结清扫。如果没有转移，只需要摘除 3 个左右前哨淋巴结，使绝大部分的患者免除腋窝淋巴结清扫，从而最大程度降低手术风险、术后并发症发生概率和缩短术后恢复时间。

目前，腋窝淋巴结处理的目的日益从病灶切除转化为疾病分期评估，进而指导后续全身治疗。随着对腋窝淋巴结清扫引起的上肢淋巴水肿等相关并发症的认识加深，预防性腋窝淋巴结清扫正在被逐渐摒弃。

（2）前哨淋巴结活检是否可靠、准确？

前哨淋巴结活检的确存在一定假阴性率，包括前哨淋巴结活检技术操作本身存在的假阴性率、术中快速病理检查的假阴性率和极少数情况下肿瘤越过前哨淋巴结而向其他淋巴结转移的假阴性率等。术中快速病理检查是采用特殊方法进行的病理检查，检查时间受到严格限制。存在术中快速冰冻病理检查未发现癌转移，结束手术以后慢速的石蜡切片病理二次检查发现了前哨淋巴结转移的情况。如果出现这种情况，需要进行腋窝淋巴结清扫或腋窝放疗，达到局部疾病控制。实际上，前哨淋巴结活检的假阴性率非常低，加上辅助化疗、放疗、靶向治疗、内分泌治疗等术后全身治疗的跟进，即使有一定的假阴性率，前哨淋巴结活检也可以获得和腋窝淋巴结清扫一样的局部疾病控制和远期生存率。

前哨淋巴结活检是对腋窝淋巴结临床阴性的乳腺癌患者进行分期的标准方法，也是国内外指南推荐的标准模式。大量循证医学证据也证明，前哨淋巴结活检是腋窝淋巴结临床阴性乳腺癌患者的首选，是可以安全替代腋窝淋巴结清扫的。

83 乳腺癌腋窝淋巴结清扫后出现上肢淋巴水肿，如何应对？

上肢淋巴水肿是乳腺癌腋窝淋巴结清扫后主要并发症之一，也是影响乳腺癌患者生活质量的主要原因之一，可出现上肢活动受限、乏力、疼痛等症状，对患者生理及心理都造成巨大影响。腋窝淋巴结清扫后上肢淋巴水肿的主要机制：腋窝淋巴引流通路阻断，大量含蛋白质的淋巴液留滞在组织间隙，致使血管内外胶体渗透压梯度减小，大量液体进入组织间隙，形成水肿。当组织间隙流体静水压升高达到新的平衡时，形成高蛋白水肿，肌肉收缩可阻止液体在筋膜下间隙积聚。高浓度的蛋白质刺激结缔组织异常增生，脂肪被大量纤维组织取代，皮肤及皮下组织增厚，皮肤表面角化、粗糙。淋巴细胞和巨噬细胞循环被阻断，细胞免疫减弱。一旦皮肤破损，因富含蛋白质，极易继发感染。同时也解释了为何淋巴水肿肢体易于发生淋巴肉瘤。

上肢淋巴水肿对患者上肢活动及日常生活影响较大，严重损害患者的身心健康和生活质量，且临床治疗较棘手。治疗目的是通过降低淋巴系统的负荷、去除增生的病变组织、提高淋巴系统转运能力，促进淋巴回流，重建淋巴通道，治疗淋巴水肿。

非手术治疗包括机械物理法与药物治疗。机械物理法通过局部按摩、功能锻炼、弹力绷带压迫等方法，治疗淋巴水肿，效果得到广泛认可。常用药物有利尿剂和香豆素类等。香豆素类药物能与沉

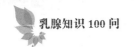

积在组织间隙的蛋白质结合，增强巨噬细胞的吞噬活性，诱导蛋白质降解。

如药物治疗效果不理想，可考虑手术治疗。水肿特别是重度水肿，一旦形成则很难短期内治愈，应把工作的重点放在预防上。如用前哨淋巴结活检取代腋窝淋巴结清扫，避免不必要的腋窝淋巴结清扫，有望从根本上解决上肢淋巴水肿。

84 乳腺癌术后，什么时候重建最合适？

乳房重建是许多乳腺癌患者最终康复的重要组成部分，能很大程度上提高乳腺癌患者生活质量。对具有适应证的乳腺癌患者实施乳房重建已经在国内外获得广泛认同。

（1）我国乳腺癌术后乳房重建现状

近年来，乳腺癌术后乳房重建已经得到临床医生的广泛关注。制约开展乳房重建手术的主要因素包括：医患双方对乳房重建与肿瘤安全性的关系认识不足；技术难度大，人才培养周期长和对团队协同能力要求高；高值耗材，费用昂贵；患者教育不足，导致重建手术的依从性差等。

（2）乳腺癌术后，哪些人能做乳房重建术？哪些人不能？

所有接受乳腺癌手术治疗的女性都可选择乳房重建。

炎性乳腺癌是即刻乳房重建的禁忌证，可以选择延期重建。局部晚期乳腺癌并非即刻乳房重建的绝对禁忌证，但考虑到局部晚期乳腺癌乳房切除术后应接受放疗，乳房重建可延迟至放疗结束后进行，也可在乳房切除时置入组织扩张器，待放疗结束后取出组织扩张器并更换假体，完成重建（延期－即刻重建）。吸烟和肥胖是乳房重建的相对禁忌证，无论假体重建还是自体皮瓣重建，吸烟和肥胖会增加各类乳房重建并发症的发生风险。

（3）乳腺癌术后，乳房重建时机如何选择？

乳房重建可以在乳房切除术后即刻进行，或者在放疗后延期进行，或者延期－即刻重建。

有几个因素会影响乳房重建方法和时机的选择，如患者需求、乳腺癌分期等。对于乳房切除术后放疗风险较低的Ⅰ期或Ⅱ期患者，应即刻进行乳房重建。由于保留了自然皮肤包膜和乳头－乳晕复合体，因此即刻重建的美学效果优于延期重建。

◆ **即刻重建**

即刻重建包括假体重建和自体重建。外科医生和患者共同决定选择哪种重建类型。

◆ **延期重建**

在乳房切除术后辅助治疗（不包括激素治疗）结束，切口完全愈合后，行延期重建。延期重建可以降低放疗后并发症的发生率。炎性乳腺癌术后重建的唯一选择为延期重建。

◆ **延期－即刻重建**

延期－即刻重建有两步，首先用组织扩张器即刻重建乳房，在扩张一段时间后，用假体或自体皮瓣完成重建。

85 乳腺癌术后多久，应该复查?

关于乳腺癌术后复查，临床医生会参考各项指南并结合患者的具体情况提出建议。下面按照早期乳腺癌和晚期乳腺癌进行介绍。

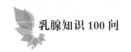

（1）早期乳腺癌

①建议在前 2 年每 3 ～ 4 个月定期随访 1 次（低风险乳腺癌患者每 6 个月随访 1 次），其后的 3 ～ 5 年每 6 ～ 8 个月随访 1 次，此后每年随访 1 次。随访间隔应该根据复发风险和患者情况调整。②建议保乳术后每年进行双侧乳腺钼靶检查。乳腺切除术后，进行对侧乳腺钼靶检查，必要时进行乳腺超声和 MRI 检查。③对于无症状患者，不推荐进行其他实验室检查、影像学检查（如血细胞计数、常规生化检查、骨扫描、肝脏超声、CT、PET-CT）或任何肿瘤标志物（如 CA153 或 CEA）检查。④对采用芳香化酶抑制剂或卵巢功能抑制治疗的患者，推荐定期进行骨密度检查。

（2）晚期转移乳腺癌

晚期乳腺癌的随访目的是评估治疗反应与副反应。因为晚期乳腺癌比较复杂，肿瘤异质性以及治疗方法差异很大，所以各大指南的建议有所不同。但总体而言，2 ～ 4 个月评估 1 次是大家共识。

如果没有出现明显的肿瘤进展症状、体征或严重的治疗副反应，评估间期可以适当延长至可以接受的最长时间，即 4 个月。

86 乳腺癌多学科诊疗是什么？

多学科诊疗（multi-disciplinary team，MDT）是指多学科的专家围绕某一病例进行讨论，在综合各学科意见的基础上，为患者制订治疗方案。这种多学科诊疗模式以患者为中心，能够实现个体化治疗。

多学科诊疗有 3 个关键词：以患者为中心、多学科协作、规范化诊疗。与普通会诊相比，多学科诊疗根据患者的病情需要选择专家，从而提出适合患者的治疗方案，并由相关学科单独或多学科联合执行该治疗方案，从而避免过度诊疗和误诊误治，让患者获益最大化。

乳腺癌是女性常见的恶性肿瘤，多学科诊疗模式是提升乳腺癌治疗水平的重要模式。乳腺癌的多学科诊疗一般涉及肿瘤科、乳腺外科、放疗科、影像科、病理科等各学科。

多学科诊疗模式能缩短患者治疗等待时间，改善预后。传统诊疗模式中，肿瘤患者可能经历多个科室，每到一个科室要重新制订适合该科室的治疗方案。而多学科诊疗模式从始至终采用正确合理的治疗方案，抓住了最佳治疗时机，从而大大改善了预后。同时多学科诊疗模式可以避免不停转诊、重复检查等给患者带来的负担，从根本上降低医疗费用，大大改善患者就医体验，从而提高患者满意度。传统治疗模式中，往往因多次转诊、反复检查以及各个专家解释的差异，引发患者对治疗方案的不信任。多学科诊疗模式中多位专家共同制订合理的治疗方案，可以增强患者战胜疾病的信心，稳定的情绪能提高患者对治疗方案的依从性，主动配合治疗，有利于疾病的转归。

87 男性也会得乳腺癌吗？

老张因腰痛去医院检查，诊断乳腺癌腰椎转移。老张非常震惊，男性也会得乳腺癌？是的，男性也可能得乳腺癌。

男性乳腺癌指特发于男性乳腺的原发癌，是一种罕见的恶性肿瘤。男性乳腺癌的中位发病年龄为65～67岁，较女性晚5～10年。

男性乳腺癌多发生于乳头下方，表现为乳晕下无痛性肿块，可累及腋窝淋巴结，乳头通常较早受到影响，可表现为乳头溢液、乳

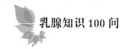

头回缩等，也可有胸部皮肤或胸肌粘连现象。

（1）男性乳腺癌诊断方法

除临床表现和体格检查以外，乳腺 B 超检查对乳腺和腋窝淋巴结评价具有优势。男性乳房体积小，故乳房钼靶检查在技术上存在困难。此外，突出的胸大肌可能会掩盖可疑病变。MRI 对男性乳腺疾病的诊断价值有限。对于可疑病变，推荐在 B 超引导下行空心针穿刺活检。由于男性乳腺腺体组织量不多，且病灶多位于乳晕下方，建议由有经验的医生完成活检。

建议男性乳腺癌患者行 *BRCA* 基因检测。

（2）男性乳腺癌的手术方式

应遵循分类治疗原则，按照分期、分型制订治疗决策。男性乳腺癌患者若无新辅助化疗指征，推荐手术治疗。乳房切除术、改良根治术为目前男性乳腺癌常用的手术方式。

（3）男性乳腺癌的放疗

男性乳腺癌患者术后放疗应参照女性乳腺癌标准。推荐Ⅲ期、淋巴结阳性男性乳腺癌患者行乳房切除术后放疗。

（4）男性乳腺癌患者的感受

男性乳腺癌患者常感到尴尬、不自在、后悔就医延迟。亲朋好友的误解、同病区都是女性患者，甚至有些医务人员对乳腺癌的刻板印象，导致男性乳腺癌患者隐瞒、回避病情。医务人员应为其提供心理支持，同时呼吁社会大众提高对男性乳腺癌的认知，为患者创造宽松的社会环境。

88 隐匿性乳腺癌是什么？

60岁的王女士来乳腺门诊就诊，说她发现腋窝有肿块已经大半年了，因为不影响生活就没在意，现在疼得胳膊活动受影响了。医生触诊时发现淋巴结有核桃大小，与周围组织粘连，固定不动。经过一系列的检查，王女士确诊为隐匿性乳腺癌。什么是隐匿性乳腺癌？

隐匿性乳腺癌是一种罕见的特殊类型乳腺癌。普通乳腺癌患者大多以乳腺肿块为首发症状就诊。隐匿性乳腺癌一般以腋窝淋巴结转移或其他部位远处转移为首发症状，临床查体时在乳房未能发现肿块，但影像学检查可能发现乳腺癌原发灶。女性腋窝的脂肪组织多，淋巴结较深，只有当淋巴结增大到3cm左右时患者才会有感觉，甚至侵袭神经组织，产生疼痛时才被患者发现，而这个时候往往发病已经很长时间了，因此晚期者偏多。我国隐匿性乳腺癌的发病率为0.3%～0.8%。

（1）隐匿性乳腺癌有哪些临床表现？

◆ 腋窝无痛肿块

绝大多数的隐匿性乳腺癌患者以腋窝无痛肿块为首发症状，这类肿块其实是肿大的淋巴结。患侧乳房偏大，常规检查一般不能发现乳房肿块。中位发病年龄为60岁，5年生存率为79.8%，10年生存率为66.8%。腋窝肿大淋巴结以最大径3cm左右居多，呈单发或多发，互相粘连、固定，质地较硬。大部分患者的淋巴结无痛，在累及腋神经时疼痛。少数患者伴锁骨上淋巴结肿大或乳头溢液。从发现转移病灶（腋窝无痛肿块）至检出乳腺原发灶，短则数天，长则2年以上。

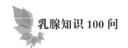

◆ **远处转移**

隐匿性乳腺癌多转移至腹腔内脏器官，少数转移至锁骨上淋巴结。

◆ **神经系统副肿瘤综合征**

少见，多为个案报道，首发表现为周围神经病变进行性发展，四肢远端不适、刺痛、灼痛，向近端发展，伴有肌无力。

（2）隐匿性乳腺癌的治疗原则是什么？

隐匿性乳腺癌的治疗原则与浸润性乳腺癌基本相同。Ⅳ期隐匿性乳腺癌往往采取对症支持治疗，Ⅱ、Ⅲ期隐匿性乳腺癌患者接受乳房切除术＋腋窝淋巴结清扫术或腋窝淋巴结清扫术＋全乳放疗，可辅助给予化疗、内分泌治疗和靶向治疗。乳房切除术＋腋窝淋巴结清扫术是一种有效的治疗方法。

89 副乳也会癌变，要不要提前切除副乳呢？

副乳腺癌较少见，国外文献报道副乳腺癌的发生率占全部乳腺癌的 0.2%～0.6%，国内文献报道占全部乳腺癌的 0.1%～0.15%。副乳处淋巴结丰富，因而癌的扩散和转移比较早，这是预后较差的主要原因之一。发病前即有副乳病史，这对诊断有参考价值。

（1）副乳腺癌的临床表现有哪些？

副乳腺癌主要临床表现为腋窝部肿物，质硬，边界不清，可与皮肤固定或者只与基底部粘连，皮肤表面可出现水肿，晚期可发生破溃。哺乳期或经期副乳肿胀的表现支持副乳腺癌的诊断。

（2）副乳腺癌的影像学检查有哪些？

①术前乳腺超声及钼靶检查有助于诊断。②腋下超声检查表现

为腋下低回声病变，边界不清，不规则，内部回声不均匀。③腋下 X 线检查表现为腋下边缘不整的肿物阴影，局部皮肤增厚。

（3）副乳腺癌的治疗原则是什么？

副乳腺癌应遵循以手术为主的综合治疗原则，以延长患者生存期。

目前，未见文献报道副乳腺发生癌变的概率高于正常乳腺组织，故对于无症状及无肿物的副乳腺，不主张预防性切除；对有症状的副乳腺可行预防性切除，以防癌变。

（4）副乳腺癌的预后

副乳腺癌较常规乳腺癌预后差，原因：①副乳部位隐秘，容易漏诊和误诊，同时由于肿块无明显疼痛或缺少其他伴随症状，患者本人重视不够，因此就诊时通常病期较晚。②因副乳区域淋巴结丰富，发生转移较早，故预后较差。③对副乳腺癌的认识不足或缺乏认识，影响早期诊断。

90　什么是 5 年生存率？

确诊乳腺癌后，患者或家属常问的 1 个问题——还能活多久？

医生不能准确地回答"活多久"。乳腺癌的预后与多种因素相关。临床工作中，通常用 5 年生存率解答关于乳腺癌预后的问题。

所谓 5 年生存率，并不是指治疗后只能活 5 年，而是指肿瘤患者经过各种综合治疗后，生存 5 年以上的比例。如医生告诉你："你的 5 年生存率在 90% 以上。"这意味着在 100 位患者中，只有 10 位在 5 年内去世，剩下的 90 位能活 5 年，甚至很多能活 10 年、20 年。临床上之所以关注 5 年生存率，是因为研究发现 90% 的乳腺癌复发

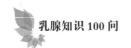

和转移发生在治疗后的 5 年之内。如果术后 5 年没有复发、转移的情况，5 年后再出现问题的概率就小得多，长期存活的概率大幅提高。5 年生存率是衡量乳腺癌预后的一个重要指标。

统计数据显示，乳腺癌整体的 5 年生存率为 90.8%，而早期乳腺癌可达 99.3%，中期乳腺癌可达 86.3%，晚期乳腺癌可达 31.0%。由此可见，诊断时乳腺癌分期越早，5 年生存率越高，这是一直在强调乳腺癌早发现、早治疗的原因。

91 乳腺癌患者化疗中常出现哪些不良反应？

目前化疗是治疗乳腺癌的主要手段之一，多采用蒽环类、紫杉醇类细胞毒性药物。化疗药物可以杀灭癌细胞，抑制癌细胞增生，但化疗药物在杀灭癌细胞的同时，也会对正常的细胞造成不良影响，引发各种不良反应。化疗引发的不良反应会使患者对化疗产生焦虑、恐惧心理，甚至部分患者因无法耐受不良反应而拒绝化疗。化疗过程中常见的不良反应如下。

（1）脱发

脱发是化疗常见的不良反应。患者在脱发的影响下可能会出现焦虑、抑郁等不良情绪。大部分化疗引起的脱发能够再生，一般在停止化疗后 3～6 个月恢复。

应对措施：①医务人员应当与患者积极沟通，保护患者，避免患者出现厌世情绪。②若患者已经完全脱发，可佩戴帽子或假发，这样有助于心理状态保持健康，配合后续治疗。如每天佩戴假发，应该每隔 10～14 天清洗 1 次。如果戴假发感到疼或痒，可以用头巾、帽子代替。③避免接触高温环境。④洗发时水温不可太高，避免刺激性产品的使用；避免长时间高温吹头发。

（2）恶心、呕吐

恶心、呕吐是肿瘤患者在化疗过程中最常见的不良反应，会对患者造成生理和心理上的不良影响，如食欲减退、恐惧等，严重的甚至会出现电解质紊乱，导致化疗无法正常进行，影响疗效。

应对措施：①患者在日常生活中应当少食多餐，尽可能选择温和、清淡、易消化食物，多食用富含维生素的食物，这样有助于营养摄取。②在化疗前2小时，患者不应进食，有助于避免发生呕吐。③化疗期间患者应以舒适的体位卧床休养，舒适的体位有助于减轻恶心感。④患者在化疗期间每日饮水量应当在2000mL以上，有助于降低化疗药物对消化道黏膜造成的刺激。⑤若患者已经存在严重呕吐，可在化疗前30分钟内给予镇吐剂。⑥患者床边备橘子皮、生姜等，经常做深呼吸动作，均可减轻恶心、呕吐。

（3）周围神经病变

周围神经病变最常见的症状是四肢末端的感觉异常、迟钝、疼痛、麻木、肌无力和肌萎缩，通常累及双手双脚，呈手套、袜子样分布。

应对措施：①化疗过程中最重要的是避免着凉，戴手套，避免接触金属物品，以免冷刺激诱发肢端麻木，洗漱时应使用温开水，水果加温后再食用。②注意手足保暖，夏天尽量不吹电扇、空调，冬天注意保暖，尤其是手脚，可穿戴厚袜子、手套。

（4）色素沉着

可能会出现皮肤、指甲、黏膜的色素沉着，一般这种色素沉着发生的位置较为局限，且停药一段时间后是可以恢复的。

应对措施：①避免日光照射，如使用防晒服、防晒伞，身体暴

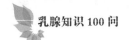

露部位涂抹无刺激性的防晒霜等。②食用含维生素 C 的蔬菜水果（如番茄）。

（5）过敏反应

轻度过敏反应患者主要表现为皮肤潮红、皮疹以及蚂蚁爬的感觉，一般无须治疗即可自行缓解消失。严重过敏反应患者主要表现为血压偏低、心跳过速、胸闷、呼吸困难等。

应对措施：①在化疗前口服抗过敏药等。②一旦觉得心慌、气促、呼吸困难，立即通知医生。

（6）骨髓抑制

化疗期间常发生骨髓抑制，白细胞急剧减少，血小板数量降低，伴有贫血，很容易因多系统感染而危及生命。

应对措施：①患者白细胞若在 4×10^9/L 以上，应当合理应用升白细胞药物。②避免患有感冒等传染性疾病的亲属同患者接触。若患者的白细胞下降至 1×10^9/L，应当对患者进行相应的保护隔离，保证患者的生命安全。

（7）肝毒性

较少出现，通常在给药后 1 ～ 4 周发生。肝毒性常表现为药物性肝炎。

应对措施：①在化疗期间，定期检查肝功能，发现问题后及时处理。②化疗前或化疗过程中使用保肝药物。③等各项指标恢复正常后，可考虑更换化疗药物。

（8）贫血

临床表现为乏力、心悸、气促、食欲差，无明显的特异性，常常被原发病掩盖。

应对措施：①患者日常应多吃富含优质蛋白质、必需的微量元素、叶酸和维生素 B_{12} 等的食物，如动物肝脏、血制品、鱼虾、蛋类、豆制品、黑木耳、黑芝麻、红枣以及新鲜的蔬菜水果等。②适当的运动、充足的睡眠、合理的膳食，不仅能增强体质、改善情绪，还能提高免疫力，且在一定程度上改善贫血。

（9）腹泻

腹泻可导致患者虚弱、电解质紊乱、肾衰竭、血容量减少，甚至危及生命，影响化疗计划的完成。

应对措施：①化疗前后避免食用会加速肠蠕动的食物或饮料，如乳制品、果汁、辛辣食物等。②进食高蛋白、高热量、少渣食物，避免进食产气性食物，如豆类、碳酸饮料等。③严重腹泻时，应先流质饮食，腹泻停止后逐渐改为半流质饮食直至普食。④严重腹泻患者应卧床休息，注意腹部保暖。可热敷，减弱肠道运动，减少排便次数，有利于腹泻、腹痛等症状的减轻。

（10）肾毒性

化疗药物绝大多数通过肾脏代谢排出，导致肾毒性反应，主要包括血清肌酐、尿素氮上升，可表现为泡沫尿和管型尿，继而发生氮质血症、肾功能减退，严重时可出现急性肾衰和尿毒症等。

应对措施：①在化疗期间，需遵医嘱定期检查肾功能。②化疗前后宜多饮水，保证足够尿量以促进药物排泄，减轻肾毒性。③情况严重的患者，应在医生指导下减少药物剂量或停药，待情况缓解后，再恢复用药或更换化疗药。

（11）皮疹

皮疹是化疗患者的常见并发症，主要包括痤疮样药疹、麻疹样药疹、皮炎、红斑型药疹等多种情况。

应对措施：①为避免出现无意识抓挠皮肤的情况，患者应定期

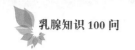

修剪指甲，入睡前戴上手套。②将室内温度维持在22℃左右，湿度保持在50%左右，避免使用刺激性乳液，做好皮肤护理。③水温过高会导致皮疹加重，因此洗澡时应避免水温过高。④皮肤破损的患者，保持自身及周围环境清洁，对房间内的物品表面、地面等应用消毒液擦拭，使用干净的床单、被罩。

92 乳腺癌患者出现骨转移后需要注意的事项有哪些？

王阿姨最近常常觉得腰痛，刚开始没有在意，以为是累了。没想到才过几天王阿姨双腿无力，甚至走路不稳，只能依靠轮椅行动。家人一下慌了神，送至当地医院检查，结果为腰椎压缩性病理骨折。家人连忙将王阿姨送到省级医院就医。一番检查下来，经多学科联合会诊，王阿姨确诊为乳腺癌伴腰椎骨转移、病理性压缩骨折。王阿姨在骨科接受手术治疗后，转去乳腺科进行全身治疗。

骨骼是乳腺癌最容易远处转移的部位，以脊椎骨转移为主，较少转移至颅骨或四肢长骨，多造成脊椎骨折、脊髓压迫等严重后果。相比于肺癌，乳腺癌发生骨转移的机会虽然略低，但因为乳腺癌的发病率高与整体存活期较长，因此乳腺癌合并骨转移在临床上是相当常见的。

骨转移灶破坏骨的生理结构与机械强度，常有中重度骨痛，严重者可发展为病理性骨折。骨转移灶形成的软组织包块可压迫周围重要的神经血管，导致肢体局部功能丧失。骨痛、病理性骨折、脊髓压迫等严重影响患者的自主活动能力及生存质量。此外，乳腺癌的骨转移可以发生在乳腺癌确诊相当久之后，在乳腺癌已经得到控制的情况下，仍有可能在多年之后发生骨转移。

（1）什么情况下容易发生乳腺癌骨转移？

乳腺癌骨转移的风险因素有以下几点：①淋巴结受侵＞4个。②体积较大的原发性乳腺癌。③乳腺癌细胞雌激素受体阳性。④低级别乳腺癌。⑤癌细胞活性较弱，即细胞分裂情况不明显。⑥乳腺癌复发。

有些人会觉得疑惑，④⑤明明是乳腺癌预后较好的指标，为何又是乳腺癌骨转移的风险因素。其实是因为患者生存时间更长了，所以面对其他风险的机会相应增加。这也可以解释为什么部分乳腺癌患者在原发部位肿瘤控制多年后，仍可能发生骨转移。

（2）乳腺癌骨转移有什么表现？

骨转移发生部位不同，出现的表现不尽相同。以下为可能出现的情况：①乳腺癌本身的症状，如乳腺肿块、疼痛。②病理性骨折：肿瘤侵犯部位容易发生骨折。③神经压迫症状：乳腺癌骨转移多发生在脊柱。如果转移灶增大压迫神经，会出现下肢疼痛、乏力、大小便失禁，甚至瘫痪。④食欲下降，日渐消瘦。

（3）乳腺癌骨转移的治疗方法有哪些？

乳腺癌骨转移作为一种终末期全身恶性疾病，治疗应以全身治疗为主，如内分泌治疗、化疗、靶向治疗等。

● 合理使用骨改良药物。双膦酸盐类药物可以有效地治疗乳腺癌骨转移。这类药物已经得到广泛应用。双膦酸盐类药物可以抑制破骨细胞成熟和破骨细胞的功能，抑制破骨细胞在骨质吸收部位的聚集，抑制肿瘤细胞扩散、浸润和黏附于骨基质。

● 手术治疗。目的是提高患者生活质量。骨科技术的进步能够最大限度地解决对神经的压迫、减轻疼痛、恢复肢体功能。

● 局部放疗。主要作用是缓解骨痛、减少病理性骨折。放疗方法包括体外照射与放射性核素治疗。放疗缓解骨痛的有效率为59% ～ 88%，不过显效需要一定的时间。

● 镇痛治疗。镇痛药可以有效缓解疼痛。药物治疗应遵循 WHO 癌症疼痛三阶梯指导原则：首选口服及无创给药途径，按阶梯给药，按时给药，个体化给药，注意具体细节。镇痛药包括非甾体消炎药、阿片类镇痛药等。

（4）生活中如何护理乳腺癌骨转移患者？

◆ 疼痛的护理

尽量休息，减少对痛处的触碰。帮助患者转移注意力，如听音乐等。可做深呼吸，放松肢体。遵医嘱使用镇痛药，严格遵从用药规范。

◆ 预防病理性骨折的护理

脊椎骨转移的患者可睡硬板床，保持正确体位。变换体位时动作要缓慢、轻柔，必要时由他人协助翻身。根据病情和骨转移部位给予颈托或腰托，鼓励适量运动，避免碰撞或长时间保持一个姿势。下肢骨转移的患者尽量避免久坐、久站或长时间固定一个姿势，避免负重和剧烈运动，减少活动量，注意避免碰撞。

◆ 肢体功能锻炼

晚期乳腺癌骨转移患者常因疼痛、担心骨折、关节功能受限等不愿意活动。其实生活自理的患者进行正确有效的肢体功能锻炼，可以帮助肢体恢复最佳功能、肢体活动包括腕关节、肘关节、肩关节的旋转以及弯腰、下蹲、抬腿等。对于生活不能自理或部分自理的患者，应根据患者情况，家属协助患者进行正确有效的被动活动。每天 2 次，每次 15 ～ 20 分钟，强度以患者能接受为宜。避免过度疲劳，避免剧烈运动。

93 乳腺癌一定会复发转移吗？复发转移与哪些因素有关？

得了乳腺癌，经历手术、化疗等后，最担心的事情是治疗后会不会复发转移？复发转移了怎么办？

广义上将复发分为同侧乳腺或同侧胸壁的局部复发和同侧淋巴引流区的区域淋巴结复发；转移指癌细胞经淋巴系统或血液循环后在远处复发。转移为乳腺癌患者死亡的主要原因。随着医疗技术的不断进步，实现了对乳腺癌的早发现、早诊断、早治疗，使得术后复发率及远处转移率有所下降。

（1）乳腺癌复发转移的风险因素有哪些？

◆ 年龄因素

目前相关研究表明年龄是乳腺癌发生与复发转移的独立危险因素。

不同年龄段的乳腺癌患者体内激素水平不同，从而肿瘤的增殖能力及侵袭能力不同。有学者发现，未绝经年轻患者的早期乳腺癌发生率较老年患者低，可能因为年轻乳腺癌患者易被误诊。同时年轻患者处于生育期，卵巢功能旺盛，体内激素水平高，易波动，从而导致发现乳腺癌时已是中晚期的比例较高，肿瘤的增殖能力及侵袭能力相对较强。

◆ 血脂

研究证实血脂升高与乳腺癌的复发转移有关。乳腺癌细胞在体内增殖分化时需要胆固醇作为原料。机体合成胆固醇的速度加快，导致血脂升高，癌细胞增殖快。同时低密度脂蛋白胆固醇在肿瘤中呈高表达，可增强肿瘤细胞的转移能力。因此血脂可作为乳腺癌远

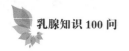

处转移的预测指标之一。

◆ **肥胖**

肥胖被证实与数十种癌症（肺癌、肝癌、胰腺癌、甲状腺癌、宫颈癌、乳腺癌和结直肠癌等）发生风险增加、预后差有关。

◆ **肿瘤体积与分期**

原发肿瘤越大表明受累范围越广，癌细胞侵犯乳腺腺体组织、淋巴管及血管越多，使得局部及远处转移的风险升高。另外，肿瘤体积较大者可导致手术切除不彻底，增加手术切缘阳性率。

国际上常用的肿瘤 TNM 分期是结合肿瘤大小、腋窝淋巴结及远处转移综合评估患者预后的指标。肿瘤体积越大、分期越晚，出现转移的可能性越高，越容易复发。

◆ **病理类型**

乳腺癌患者的病理类型与预后有着密切相关的联系，不同病理类型的乳腺癌患者预后存在明显差异。普遍认为乳腺癌患者预后最好的是非浸润性癌，早期浸润性癌次之，浸润性特殊型尚可，预后最差的为浸润性非特殊型，即浸润性导管癌。

◆ **脉管侵犯**

乳腺癌患者绝大多数死于复发或转移，而淋巴转移是最为常见的转移途径。一旦出现脉管侵犯，癌细胞局部浸润及转移的速度加快。

◆ **癌灶部位**

乳房的淋巴网非常丰富，主要分布于皮下浅层，其中 75% 淋巴沿胸大肌外侧流向腋窝淋巴结，继而到达锁骨下淋巴结。另外约 25% 自乳房中央和内侧沿肋间流至锁骨旁淋巴结，再至胸导管，进入静脉。这样的解剖结构决定了乳房外上象限更容易发生腋窝淋巴结转移。乳房内象限转移至腋窝淋巴结的发生率低于其他象限。淋巴转移是乳腺癌复发转移的主要途径，前哨淋巴结是乳腺癌转移的第一站，有无前哨淋巴结阳性及阳性数目决定着患者治疗方案的选择及预后。

（2）多学科诊疗模式对乳腺癌复发转移的影响

乳腺癌是一种全身性疾病。多学科团队通过对患者病史、检查结果、病理特点等综合分析，为乳腺癌患者提供系统治疗及全程管理，使手术、放疗、化疗、内分泌治疗、靶向治疗及免疫治疗等不同的治疗手段有序进行，打破了单一科室治疗的局限性。

乳腺癌患者死亡的主要原因为复发转移，而多学科诊疗模式可使早期复发转移患者得到早发现、早治疗或降低复发转移发生率，延长生存期。

94 如何降低乳腺癌患者复发转移的风险？

（1）接受规范化、完善的综合治疗和个体化精准治疗

事实上，即使是预后好的病理类型，也需要经过规范化、完善的综合治疗才能取得好的治疗效果；预后差的病理类型经过规范化的治疗，联合新的技术手段也可能取得好的治疗效果。

而这些生存期的数据只是大量患者的平均数据，它无法准确预测个体情况，即使是同一种病理类型的乳腺癌，身体状况、基因都可能存在差异。比如服用相同的靶向药物，有些人会明显受益，而有些人会出现严重的不良反应。

因此在临床上我们强调乳腺癌患者要实现个体化精准治疗，这需要患者和医生共同合作和努力，以获得更长的生存期。

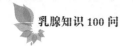

（2）重视术后的复查和随访

术后定期复查和随访是乳腺癌治疗环节上不可或缺的一环，可以评估是否复发转移，了解相关治疗的不良反应及患者依从性，同时也能够提高乳腺癌5年生存率，提高乳腺癌患者的生活质量。

（3）健康的生活方式

生活方式健康，如戒烟限酒，有助于减少乳腺癌的复发转移率。

（4）适量运动是良方

运动可有效提高肿瘤治疗期间患者的各项代谢指标，减轻疲劳，加速肿瘤患者术后恢复，对抗治疗的不良反应，改善睡眠，消除焦虑、抑郁等，并对消除术后淋巴水肿有积极的意义。规律的运动有助于癌症患者保持生理和心理健康，提高心肺功能，提高生活质量。

（5）积极乐观的心态

临床上发现很多患者抗癌成功的背后都有一颗从容坦然的心，能够积极乐观地面对术后生活。

95 乳腺癌发生了转移，该怎样治疗？

乳腺癌转移的主要部位包括淋巴结、肝脏、肺、骨和脑。癌细胞转移部位不同，抗癌方法也有所不同。

◆ 淋巴结

整个乳腺内的淋巴管非常丰富，癌细胞容易顺着淋巴系统到达腋窝淋巴结、锁骨上/下淋巴结等。对于腋窝淋巴结转移的患者，手术切除是主要的治疗手段。若以往未行腋窝淋巴结清扫，则需要进行清扫，术后再根据情况进行放疗。对于锁骨上/下淋巴结转移的患者，可选择放疗或腋窝淋巴结清扫。

◆ 肝转移

肝脏是乳腺癌较常见的远处转移部位。可选择的全身治疗方法有化疗、内分泌治疗及靶向治疗。具体需要根据患者的雌激素受体、孕激素受体以及 HER-2 的表达情况来选择。

对于身体状况良好、转移灶局限在肝段内、除了肝脏外无其他部位转移以及全身治疗后疾病处于可控范围内的乳腺癌肝转移患者，还可选择局部治疗，包括手术切除、射频消融。

◆ 肺转移

肺部是晚期乳腺癌的常见转移部位。目前，乳腺癌肺转移治疗手段有手术（单发肺转移）、立体定向放疗（单发肺转移）、化疗（多发肺转移）、靶向治疗、内分泌治疗等，可延缓病情进展，减轻对肺部的损害。

◆ 骨转移

参见问题 92。

◆ 脑转移

脑转移严重时可威胁患者生命。因此，在 MRI、CT 检查中若发现脑转移，需要及早治疗。

目前，乳腺癌脑转移治疗手段包括手术、放疗、药物治疗和对症支持治疗。在充分评估全身情况的前提下，优先考虑手术或放疗，同时考虑全身治疗。

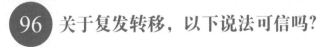

96 关于复发转移，以下说法可信吗？

在肿瘤的治疗过程中，患者常常会听到各种关于复发转移的说

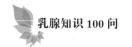

法，那些说法可信吗？

说法一　手术切除了就不会转移

虽然切除术是乳腺癌有效的治疗方法，但手术是无法完全清除癌细胞的，一些体内微小残留病变可能会通过血液及淋巴系统导致转移复发。因此，手术切除后，大家还是不要掉以轻心！

说法二　过了 5 年就不会复发

部分患者以为过了 5 年，乳腺癌就不会复发，也不用继续定期复查了。事实上，过了 5 年并不意味着可以放松警惕。

对于乳腺癌患者来说，5 年之后虽然复发风险变得非常小，但风险依旧存在，尤其是需要接受内分泌治疗的激素受体阳性患者，终身都可能复发。因此，大家应珍惜来之不易的胜利果实，坚持随访。

说法三　复发转移后无法治疗

乳腺癌治疗后却复发转移，令不少患者认为治疗已经无任何意义。

事实上，复发转移的乳腺癌患者还是有治疗选择的，如内分泌治疗、化疗、靶向治疗、免疫治疗等。

总而言之，乳腺癌复发转移是可治的！通过科学的治疗可以延长患者的生命、提高生活质量。

97　乳腺癌患者需不需要忌口？

关于癌症患者的饮食，社会上流传着"不能吃鸡""不能吃鸡蛋""不能吃鱼、海鲜等发物"等说法，使得患者及家属不知所措。实际上，乳腺癌患者需要充分的营养支持才能保证治疗方案按计划进行。

所谓忌口，实质上是疾病、药物和食物三方面相互影响的问题。忌口主要出于对病情本身以及用药需要的考虑。乳腺癌患者需要忌口含有激素的食物。且乳腺癌患者在化疗时及以后的一段时间里，味觉和食欲可能会下降。因此，患者的饮食应在营养丰富的前提下，在色、香、味上下功夫，以进食清淡而易消化的食物为原则。

（1）饮食要配合治疗

乳腺癌患者在手术后应当努力进食，补充营养，丰富的营养可促进切口愈合，早日恢复健康。在化疗期间，由于治疗带来的不良影响，患者的味觉和食欲有所下降，可产生恶心、呕吐等胃肠道反应。这时，患者应认识到这只是暂时的，要以乐观主义的精神和顽强的意志去克服这些不良反应，坚持适量进食易消化、高营养的食物，以保证能完成各种治疗计划。

（2）饮食要有节制，不过量

少吃高糖、高脂肪、油腻的食物，肥胖对乳腺癌的发生发展都有不利影响。因此，乳腺癌患者在治疗后的长期生活中，应在保证营养需要的前提下，恪守饮食有节制、不过量的原则。乳腺癌患者在治疗结束后，应尽量使体重在正常范围（即 BMI 为 $18.5 \sim 23.9 \mathrm{kg/m}^2$）。

（3）需要忌口的食物

◆ **忌过度辛辣刺激、油腻的食物**

不仅肿瘤患者，健康人群都应该尽量不吃或少吃过度辛辣刺激、油腻的食物。

◆ **戒烟**

吸烟会导致患癌概率大幅度提升，癌细胞的生长、转移的速度加快，导致生存率降低。

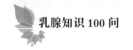
◆ 戒酒

一滴都不要喝。

◆ 不宜食用西柚

西柚是靶向治疗期间需要忌口的一种水果。它含有大量的呋喃香豆素，这种物质能显著抑制人体内一种名叫细胞色素 P4503A4 的代谢酶，干扰靶向药物的代谢，从而影响靶向药物在体内的疗效。

乳腺癌常用的靶向药物如拉帕替尼、吡咯替尼、奈拉替尼、恩美曲妥珠单抗、维迪西妥单抗、他莫昔芬、托瑞米芬等，主要通过该酶代谢，故服用上述靶向药物期间，不宜食用西柚。

◆ 内分泌治疗期间忌浓茶与咖啡

应用芳香化酶抑制剂、卵巢功能抑制剂等进行内分泌治疗的患者，容易出现骨质疏松，而浓茶、咖啡会影响钙吸收，不利于防治骨质疏松。建议需要补钙的患者服用钙剂 500～1000mg/d，维生素 D 400～800U/d。另外，可以多进食一些高钙食物，如牛奶、鸡蛋、紫菜。

◆ 慎服丰胸产品

市面上的丰胸产品多含有化学雌激素成分，可导致乳腺导管上皮增生，从而增加乳腺癌的发病风险。

98 乳腺癌患者如何处理自我身体形象方面的困扰?

目前乳腺癌是世界上最常见的女性恶性肿瘤之一，在我国乳腺癌发病有年轻化的趋势。乳腺癌的治疗通常包括乳房的全部切除或部分切除、化疗和放疗。对于雌激素受体（ER）阳性的患者，需要进行抗雌激素治疗。这些治疗会导致自我身体形象的改变，给患者造成困扰，特别是年轻女性。

自我身体形象是指个体对自己身体各方面的特征所形成的意象，包括现实的和理想的。当二者一致时，个体会产生一种满足感、愉快感，可增强个体的自信心与自尊心；当二者不一致、差异较大，而个体又无法接受时，个体会对自己产生不满甚至感到自卑。

乳腺癌治疗会导致一系列的身体形象问题，如手术导致的失去乳头乳晕等乳房组织、切口瘢痕和周围皮肤感觉的丧失，化疗导致的脱发和体重变化，以及放疗导致的皮肤损伤和色素沉着。乳房的失去导致女性气质、美丽形象受损，甚至与哺乳有关的乳房功能丧失，这会使患者产生心理困扰，包括焦虑、抑郁及对癌症复发的恐惧等。

根据乳腺癌的分期，患者接受不同程度的外科干预，有些女性接受乳房全切术，有些女性适合进行保乳术。不同的手术干预对年轻女性身体形象的影响是不一样的。证据表明，接受保乳术的女性，对自身形象的认可度要比接受乳房全切术的女性高。研究表明，不考虑手术之外因素的前提下，女性在手术决策中发挥的积极作用越多，她们对手术效果的接受程度越高。积极参与治疗决策有助于减轻身体变化造成的身心痛苦。总的来说，乳房切除手术会对身体形象产生负面影响，而心态的调整及乳房重建手术可以消除部分负面影响。

社会支持有助于消除肿瘤患者的焦虑和抑郁。处于支持性、沟通性关系中的女性更容易接受治疗后的身体变化，尤其是伴侣的支持，能明显消除患者的焦虑和抑郁，治疗后获得更高的身体满意度。

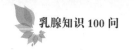

99 乳腺癌患者如何处理性功能障碍的困扰？

典型的乳腺癌治疗包括手术、化疗、放疗、内分泌治疗都可能对年轻女性的性功能产生负面影响。特别是抑制激素功能的治疗可以对性功能产生深远的影响。不幸的是，由于传统观念的影响，绝大部分乳腺癌患者并不会告知医生她们在性问题上的苦恼。

无论是化疗还是激素抑制疗法，都会对外阴和阴道健康产生直接的负面影响。雌激素的急剧减少会导致生殖组织血流减少，pH 值升高，组织会变得苍白脆弱。此外，还可能出现与胶原蛋白、透明质酸和弹性蛋白丢失相关的组织弹性渐进性丧失改变。通常会出现一系列泌尿生殖系统症状。雌激素不足也经常导致性欲下降。化疗导致 30%～96% 的年轻女性卵巢早衰。

证据表明，内分泌治疗相关的性功能障碍在年轻乳腺癌患者中非常显著，性功能障碍的发生率为 65%～90%，相比一般人群中同龄女性，性功能障碍发生率高 10 倍。

对于乳腺癌患者，尤其是年轻乳腺癌患者来说，亲密感降低和性功能减弱会使她们感到痛苦，降低了生活质量。家人的支持，尤其是伴侣的支持可以消除患者的担忧。

100 乳腺癌患者的焦虑、抑郁，如何处理？

患者面对癌症时，产生诸如恐惧、担心或悲伤的情绪反应是正常的。在一些人中，这些状态可能升级为具有临床意义的症状，如焦虑、抑郁。后一种状态是病态的。焦虑和抑郁是与癌症相关的最常见的心理困扰。

抑郁患者大多存在抑郁情绪、食欲不振、睡眠障碍、精神亢奋或迟钝、精力下降、无价值感或负罪感、注意力难以集中等。抑郁可以分为轻度、中度、重度。

焦虑患者大多存在恐惧、注意力难以集中、易怒、睡眠障碍、过度忧虑、心悸、气短、不安、胃肠不适等。焦虑容易产生在不同的诊断时间点，如进行主要治疗（手术、化疗、放疗）之前和期间，在临床检查（活检、PET 扫描）之前和期间，再次出现症状提示复发时，在接受临床检查结果之前和之后，以及在进入晚期阶段时等。

焦虑在治疗初阶段更频繁出现，而抑郁在治疗后阶段更常见。这类心理困扰对患者有显著的负面影响，不仅影响她们的生活质量，而且影响临床结果。研究报道，心理困扰降低了治疗依从性和化疗的有效性，缩短了生存期。

（1）心理干预

人们逐渐意识到，解决心理困扰可能会提高生活质量。目前的观点是这种心理干预可能不会延长生存期，但确实有助于女性生活得更好。通过适当管理，心理干预有可能显著减少焦虑和抑郁，防止心理困扰发生，提高患者治疗依从性，促进身体恢复和重返社会。

（2）医护方面

与患者多沟通，掌握患者的心理变化。患者的焦虑往往来自对疾病治疗方式的不了解、对治疗效果的不了解。首先要给患者讲清楚乳腺癌的相关知识和康复手段，帮助患者理解，使其配合治疗，保证治疗效果，讲解有关疾病知识和治疗方面的新进展，让患者不惧病魔，增加生活的勇气。

鼓励患者讲出自己的感受，帮助患者恢复自信心，让她们知道癌症都是可以战胜的，没有什么是过不去的，一步步建立并巩固患

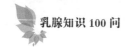

者的自信，使患者能够积极乐观地自觉配合治疗，再利用现代技术尽量弥补患者的身体缺陷，使患者的心理障碍消除。鼓励其伴侣多给予心理支持，创造轻松愉快的家庭环境。

（3）患者方面

面对现实，配合治疗。积极配合医生，完成各种治疗计划。不要增加精神负担，这样只会加重病情，影响疗效。要做好忍受治疗所带来的痛苦和并发症的思想准备，尽可能配合医生，使整个治疗计划顺利完成，为战胜疾病创造良好条件。

生活规律，营养合理。乳腺癌是治疗效果最好的癌症之一，绝大多数患者可以长期生存。一般患者经过规范治疗和一定时期的疗养后，可重返社会，做一些力所能及的工作。在家疗养期间，要以乐观的精神去战胜疾病，将每日生活安排得井然有序，每个月按时乳房自检。生活要有规律，按时起居，配合适当的户外活动，如做保健操、打太极拳等。要加强营养，多吃蔬菜和水果，戒烟酒。

定期随访，掌握病情。乳腺癌患者经过治疗之后当终身随访。随访可以尽早发现有无复发转移，做到早发现，早治疗。